Hypnose in der Homöopathischen Praxis

Eine Einführung

Denken ist die Arbeit des Intellekts –

Träumen sein Vergnügen

Victor Hugo

Petra Vetter

Hypnose in der Homöopathischen Praxis

Eine Einführung

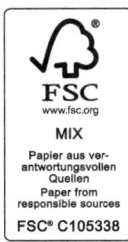

Bibliografische Information der Deutschen Nationalbibliothek:

Die Deutsche Nationalbibliothek verzeichnet diese Publikation in der Deutschen Nationalbibliografie; detaillierte bibliografische Daten sind im Internet über http://dnb.dnb.de abrufbar.

© 2017 Petra Vetter

Herstellung und Verlag: BoD – Books on Demand, Norderstedt

ISBN: 9783734755958

Inhaltsverzeichnis

Vorwort 11

Danksagung 15

Vorbemerkung 16

Theorie 17

   Begriffliches 17

   Geschichtliches 21

      Schamanismus 21

         Interview einer Schamanin 23

         Franz Anton Mesmer 1734 -1815 28

         Interview einer Besprecherin 36

      James Braid 1795 -1860 40

      Émile Coué 1857 - 1926 40

      Milton H. Erickson 1901 – 1980 43

   Physiologisches 46

   Klassische Hypnose 50

   Moderne Hypnose 51

      Hypnosesprache 51

   Anwendungsmöglichkeiten 54

      Hypnose in Notfällen 59

Voraussetzungen 61

Grenzen 63

Praxis 65

Das Vorbereitungsgespräch 66

Induktionen 69

    Fixationsmethode 70

    Verbale Induktion begleitet von „mesmerischen passes" 72

    Faszinationsmethode 73

    Augenrollmethode 75

    Farbkontrastmethode 76

    Zählmethode 78

    Utilisation 79

Vertiefungen 83

Kommunikation in Hypnose 85

    Ideomotorik 86

        Die Hand/Armlevitation 86

        Exploration verborgener Konflikte 91

        Suchhypnose mittels ideomotorischer Fingerzeige 95

Posthypnotischer Auslöser 100

Was tun, wenn… 104

- Der Patient lacht 104
- Der Patient weint 104
- Der Patient einschläft 105
- Der Patient in eine „traumatische Schleife" gerät 105
- Der Patient nicht in den Wachzustand zurückkommt 108

Selbsthypnose 109
- Für den Patienten 109
- Für den Therapeuten 114

Trancetexte 117
- Arsenicum album – Alles in Ordnung 117
- Belladonna – Hans im Glück 119
- Calcium carbonicum – Die Berliner Mauer 121
- Lycopodium – Rasmus und der Landstreicher 123
- Natrium muriaticum – Im Gletscher 124
- Nux vomica – Der Chef 126
- Phosphorus – Das Krokodil, das getragen werden wollte 128
- Pulsatilla – Wildgänse 132
- Sepia – Am See 134
- Silicea – Sand 135
- Sulphur – Der Akkordeon Spieler 136

Trancetexte für „alle Fälle" 137

    Der Falter 138

    Sehen 139

    Der Wegerich 140

    Biber 140

    Schwimmen.. 141

Rückführung in den Wachzustand 143

Nach der Hypnose 145

Fallbeispiele 158

    Übergewicht und Eifersucht 159

    Abi für Überflieger 167

    Ein Kind und zwar möglichst schnell!.. 173

    Endlich rauchfrei 177

    Raus aus der Erstarrung 186

    Abnehmen? – Dazu fehlt mir die Disziplin!... 188

    Ich möchte endlich Klarheit – eine Suchhypnose 192

Schlussbemerkung 197

Literatur 198

Anhang 204

    Rubriken, die Ressourcen wiedergeben... 204

Farbkontrasttafeln 207

Vordruck 208

VORWORT

Hypnose – mit diesem Wort verbinden sich noch immer mystische Vorstellungen von Menschen mit geheimnisvollen oder sogar magischen Kräften, die ihre Fähigkeiten einsetzen, um andere positiv oder negativ zu manipulieren.

Aber in den letzten Jahren hat sich diese Bild mehr und mehr gewandelt.

Sicher – es gibt Show-Hypnotiseure, die einige der hypnotischen Phänomene nur zur Unterhaltung hervorrufen. Aber immer mehr setzt sich die Erkenntnis durch, dass es sich bei der Hypnose um eine sehr wertvolle Therapieform handelt, die - verantwortungsvoll eingesetzt - Großes bewirken kann.

Worin aber liegt der Nutzen hypnotischer Verfahren für den Homöopathen?
Zum einen gibt es immer mal wieder Situationen, in denen schnell gehandelt werden muss, das Simile aber nicht zur Verfügung steht.
Stimme, Worte und Fähigkeiten sind aber immer dabei und lassen sich nutzen.
Zum anderen gibt es zahlreiche Möglichkeiten die homöopathische Arbeit zu bereichern und zu ergänzen.
In der täglichen Praxis kann Hypnose:

- Erstverschlimmerungen, bei denen nicht homöopathisch eingegriffen werden darf, verkürzen
- erwünschtes Verhalten des Patienten erleichtern (z.B. Lust auf mehr Bewegung hervorrufen)
- unerwünschtes Verhalten bremsen (z.B. Naschsucht)
- Ressourcen des Patienten ausfindig machen und aktivieren
- einen aufgewühlten Patienten beruhigen und Zuversicht vermitteln
- einen widerstrebenden Patienten zur Mitarbeit ermutigen
- Placebo- Effekte verstärken
- die Compliance erhöhen
- unbewusste Themen ins Bewusstsein des Patienten holen.

Der letzte Punkt mag für Homöopathen der wichtigste sein, denn schon von Anfang an wird in der Homöopathie größter Wert darauf gelegt, das Gemüt des Patienten zu erfassen.

Dazu ein paar Auszüge aus dem Organon:

§ 210

"..., indem auch in jeder der übrigen sogenannten Körperkrankheiten, die Gemüths- und Geistes-Verfassung allemal geändert ist, und in allen zu heilenden Krankheitsfällen, der Gemüthszustand des Kranken, als eins der vorzüglichsten mit in den Inbegriff der Symptome aufzunehmen ist, wenn man ein treues Bild von der Krankheit verzeichnen will, um sie hienach mit Erfolg homöopathisch heilen zu können.(...)

Die in gesunden Zeiten Geduldigen, findet man oft in Krankheiten störrisch, heftig, hastig, auch wohl unleidlich, eigensinnig und wiederum auch wohl ungeduldig oder verzweifelt; die ehedem Züchtigen und Schamhaften findet man nun geil und schamlos. Den hellen Kopf trifft man nicht selten stumpfsinnig, den gewöhnlich Schwachsinnigen hinwiederum gleichsam klüger, sinniger und den von langsamer Besinnung zuweilen voll Geistesgegenwart und schnellem Entschlusse u.s. w."

§ 211

Dieß geht so weit, daß bei homöopathischer Wahl eines Heilmittels, der Gemüthszustand des Kranken oft am meisten den Ausschlag giebt, als Zeichen von bestimmter Eigenheit, welches dem genau beobachtenden Arzte unter allen am wenigsten verborgen bleiben kann.

§ 212

Auf diese Haupt-Ingredienz aller Krankheiten, auf den veränderten Gemüths- und Geisteszustand, hat auch der Schöpfer der Heilpotenzen vorzüglich Rücksicht genommen, indem es keinen kräftigen Arzneistoff auf der Welt giebt, welcher nicht den Gemüths- und Geisteszustand des ihn versuchenden, gesunden Menschen, sehr merkbar veränderte, und zwar jede Arznei auf verschiedene Weise.

§ 213

Man wird daher nie naturgemäß, das ist nie homöopathisch heilen, wenn man nicht bei jedem, selbst acutem Krankheitsfalle, zugleich mit auf das Symptom der Geistes- und Gemüths-Veränderungen siehet und nicht zur Hülfe eine solche Krankheits-Potenz unter den Heilmitteln auswählt, welche nächst der Ähnlichkeit ihrer andern Symptome mit denen der Krankheit, auch einen ähnlichen Gemüths-

oder Geistes-Zustand für sich zu erzeugen fähig ist. So wird bei einem stillen, gleichförmig gelassenen Gemüthe, der Napell-Sturmhut selten oder nie eine, weder schnelle noch dauerhafte Heilung bewirken, eben so wenig, als die Krähenaugen bei einem milden, phlegmatischen, die Pulsatille bei einem frohen, heitern und hartnäckigen, oder die Ignazbohne bei einem unwandelbaren, weder zu Schreck, noch zu Ärger geneigten Gemüthszustande." (Hahnemann, S.,1996, (6. Aufl.)).

Daher legen fast alle homöopathischen Schulen und Richtungen den allergrößten Wert auf alles, was mit der Psyche, dem Gemüt des Patienten zu tun hat.

So setzt KENT die Gemütssymptome an die erste Stelle seiner Hierarchisierung.

VITHOULKAS bereichert die Materia Medica durch die Einführung von: „Essenzen" einem eindrücklichen Bild der psychischen und physischen Konstitution.

MANGIALAVORI sucht nach dem Sinnzusammenhang der Symptome, wobei er die elementare Einstellung sowie die Reaktionsweise eines Menschen zu seiner Umwelt zu einem Grundthema zusammenfasst. Dieses setzt er dann in Beziehung zu Arzneimittelgruppen, aus denen er das zu verordnende Arzneimittel auswählt. (vgl. Bleul, 2012).

SANKARAN macht die „Vitalempfindung" zum Ausgangspunkt seiner Verschreibung und geht davon aus, dass sich Patienten in einem „hypnoseartigen Zustand" (Sankaran,R. 2012, S.221) befinden, wenn er sich mit ihnen auf die Suche nach der „Vitalempfindung" macht.

M.L. SEHGAL schließlich macht den gegenwärtigen, vorherrschenden und dauerhaften Gemützustand zur alleinigen Grundlage seiner Verschreibung. (Genaueres über die Sehgal-Methode bei Vetter, P.: Präzision und Phantasie, BoD, 2014).
Um nur einige zu nennen.

Hypnotische Zustände zu erkennen oder sogar zu induzieren, stellt eine große Bereicherung dar und erweitert die Möglichkeiten des Therapeuten, unbewusste Themen und Probleme des Patienten herauszufinden.
Wenn man also homöopathisch mehr einsetzt als Komplexmittel oder bewährte Indikationen, können solche Kenntnisse außerordentlich nützlich sein.

VORBEMERKUNG

- Hypnose ist eine eigenständige Therapieform, die vielfältig eingesetzt werden kann. Dies erfordert eine gründliche Ausbildung. In diesem Buch geht es in erster Linie um den ergänzenden Einsatz hypnotischer Verfahren während einer homöopathischen Behandlung.

- Empfehlungen und Ratschläge wurden von der Autorin nach bestem Wissen und Gewissen zusammengestellt. Eine Garantie kann es jedoch nicht geben. Eine Haftung der Autorin und des Verlages ist ausgeschlossen.

- Geschlechtsneutrale Formulierungen sind recht umständlich. Daher wurde der Einfachheit halber meist die männliche Form gewählt. Dies soll niemanden diskriminieren.

- Angaben zu Patienten in den Falldarstellungen wurden anonymisiert.

- Die erwähnten Gemütsrubriken stammen aus folgenden Computer- Repertorien von Radar 10: Synthesis 9,1 – nicht gekennzeichnet, Complete 2002 ©, Murphy 3 (M).

- Die Schreibweise wurde beibehalten.

- Spezielle Sehgal- Rubriken wurden mit (S) gekennzeichnet.

- Zitate wurden in ihrer Schreibweise unverändert übernommen.

THEORIE

Begriffliches

Amnesie: Der Verlust der Erinnerung an Teile oder sogar die Gesamtheit der Hypnosesitzung ist ein häufig auftretendes Phänomen in der Hypnotherapie. Posthypnotische Amnesie auch für bestimmte Fakten (z.B. die Zahl fünf) kann durch Suggestionen in der Trance hervorgerufen werden. Diese Amnesie ist reversibel.

Dissoziation: Gedanken und Gefühle, Vorstellung und Verhaltenselemente verlieren ihre ursprüngliche Verbindung zueinander. Besonders deutlich wird dies für den Patienten bei der Armlevitation, bei der der Arm sich plötzlich „autonom" bewegt.

Ekstase: (griech.: Ekstasis – Ausichherausgetretensein). Bezeichnet einen Zustand, bei dem im Verlauf einer Trance der Geist den Körper verlässt, um z.B. mit Geistern zu kommunizieren.

Hypnose: James Braid (1795-1860) (s. Geschichtliches) verwendete diesen Begriff erstmalig. Meist wird darunter die Induktion in die Trance und die therapeutische oder showmäßige Nutzung dieses Zustandes verstanden.

Hypnotherapie: Anwendung der Hypnose zu therapeutischen Zwecken.

Hypermnesie: Das Erinnerungsvermögen kann in Hypnose durch aktive Suggestionen stark gesteigert werden. So kann ein bestimmter Zeitabschnitt in allen Einzelheiten wiedererlebt werden.

Ideomotorik: Das Wahrnehmen eines Körperteils, sowie die Vorstellung von Bewegungen lösen bereits motorische Impulse aus. Dies bildet die Voraussetzung für Armlevitation und Katalepsie. Die wichtigste Anwendung ist die Befragung durch ideomotorische Fingerzeige.

Katalepsie: „Katalepsie (griechisch) Starrsucht, Beibehalten gegebener Stellungen des ganzen Körpers oder der Glieder; Kranke mit K. lassen sich wie Wachsfiguren biegen." (Lexikon der Psychologie, 1995, S. 214).

Damit wird die in der Trance durch Suggestionen erzeugte Starre des ganzen Körpers oder einzelner Gliedmaßen bezeichnet. Am bekanntesten ist wohl die in der Showhypnose gern gezeigte Kataleptische Brücke, bei der der Hypnotisand nur auf Kopf und Füße gestützt, zwischen zwei Stühle gelagert wird.

Levitation: (lat.: leviare – heben) Das durch Suggestionen von Leichtigkeit und Schwerelosigkeit hervorgerufene unwillkürliche Heben der Hand oder des Armes. Die Bewegungen sind dabei sehr langsam und ruckartig.

Magnetismus: Die Anwendung mineralischer Magnete zu Heilzwecken.

Magnetismus, animalischer: Von FRANZ ANTON MESMER (1734 -1815) angenommenes besonderes Fluidum, das Lebewesen innewohnen soll" Dieses Fluidum soll durch magnetische Kräfte von außen beeinflussbar und Krankheiten auf diese Art heilbar sein.

Mesmerismus: Nach den Vorstellungen von FRANZ ANTON MESMER ist das Universum von einem physikalischen Fluidum umgeben. Ist dieses Fluidum ungleich verteilt, entstehen Krankheiten. Diese können geheilt werden, indem es in richtige Bahnen gelenkt wird. Messmer verwendet dazu ein >baquet<, ein großes Holzfass, in dem sich Flaschen und Metallstangen befinden, die mit magnetisiertem Wasser gefüllt sind. Die Patienten berühren diese Flaschen und Stangen, damit die Energie richtig fließen kann.

Mesmerische Striche (passes): Der Hypnotiseur streicht mit den Händen im Abstand von ca. 5 – 10 cm über den Körper des Patienten, um die ungleich verteilten Energien in die richtigen Bahnen zu lenken.

Nocebo (lat.: nocebo – ich werde schaden): Eine negative Erwartung, die einen schädlichen Effekt auslöst. Nocebos werden nicht selten von wohlmeinenden Personen ausgelöst, die lediglich ihre Anteilnahme ausdrücken wollen *("Das sieht ja schlimm aus!")* Sie werden meist ohne Überprüfung akzeptiert und sind damit wirksamer als Placebos. Ein Placebo kann, je nach Vorerfahrung des Patienten, zum Nocebo werden und unerwünschte Nebenwirkungen auslösen.

Placebo (lat.: placebo- ich werde gefallen): Scheinmedikament, das nur eine unwirksame Substanz enthält. Wird auch verwendet für therapeutische Maßnahmen, für die noch kein naturwissenschaftlicher Nachweis erbracht werden konnte, die aber das Befinden des Patienten verbessern (vgl. Pschyrembel, 1994). Dabei sind nicht nur stoffliche Substanzen gemeint, sondern auch therapeutische Methoden.

„Der Placebo-Effekt ist definiert worden als „jede Wirkung, die einem Medikament oder einem Verfahren, nicht aber dessen pharmakodynamischen und spezifischen Eigenschaften zugeschrieben werden kann." (Spiro, H.,2005, S. 95).

Rapport: „Der Rapport ist nicht allein für Hypnose typisch, sondern bezeichnet allgemein den wechselseitigen Beziehungsaspekt zwischen Patient und Therapeut und ist bestimmt durch gegenseitige Wertschätzung." (Kossak, H.-C., 1997, S. 233).

In anderen Therapierichtungen wird der Rapport allerdings nur selten erwähnt. Möglicherweise liegt das daran, dass sich in der Hypnotherapie eine besondere Aufmerksamkeit auf ihn richtet. Gemeint ist damit das sehr intensive, vertrauensvolle Zusammengehen von Therapeut und Patient, ohne das eine Hypnose, also das Hinführen in einen Trancezustand, unmöglich ist.

Ressourcen: Alle mentalen Energien und Fähigkeiten eines Menschen.

REM: Rapid **E**ye **M**ovement. Bezeichnung für Schlafphasen, in denen es zu schnellen Augenbewegungen kommt, und die sich im EEG wiederfinden. Diese Phasen treten in Hypnose nicht auf (vgl. Kossak, 1997).

Somnambulismus: (lat.: somnus – Schlaf, lat.: ambulare – wandern Eigentlich Schlafwandeln. Später wird darunter eine sehr tiefe Trance verstanden, in der die suggestive Steuerung von Körperfunktionen und damit z.B. Anästhesie erzeugt werden kann.

Suggestion: „Die Beeinflussung der Denk-, Willens- und Gefühlsabläufe eines Menschen durch sich selbst (Autosuggestion) oder durch andere" (Fremdsuggestion) (Leszczynski, C, Schumann, W. 1995, S. 471). Vielfach wird bereits die Aufforderung zu einem bestimmten Verhalten oder Erleben als Suggestion bezeichnet (z.B. „Sie empfinden nun eine tiefe Geborgenheit").

Suggestibilität: Beeinflussbarkeit. Wird auch im Sinne von Hypnosefähigkeit verwandt.

Trance: (lat.: transitus – Übergang) Veränderter Bewusstseinszustand, bei dem die Aufmerksamkeit auf das innere Erleben fokussiert wird. Im Trancezustand ist die Suggestibilität und die Zugänglichkeit zu bildhaften Vorstellungen erhöht, die Zeit- und Körperwahrnehmung verändert. Dabei scheint es sich um eine Begabung zu handeln, die nicht geschult werden kann. „Zum anderen scheint die Fähigkeit zur Tranceerfahrung nicht trainierbar zu sein (Perry, 1977), wohingegen die Entspannung durch Übung vertieft werden kann (Jacobson 1929; Schulz 1942)" (Bongartz, W/Bongartz B. 2000, S.25).

Unbewusstes: Durch SIGMUND FREUD wurde dieser Begriff zu einem zentralen Begriff der Psychoanalyse. Er bezeichnet hiermit psychische Inhalte, die nicht bewusst, aber dennoch Wirkungen verursachen können.
Kennzeichen des Unbewussten sind u.a. triebhafte und affektive Vorgänge wie Sympathie und Antipathie oder sexuelle oder aggressive Impulse und irrationale Handlungen (Fingernägelkauen).
„Nach C.G. JUNG wird das persönliche Unbewusste, d.h. die in der Ontogenese erworbenen und verdrängten Inhalte unterschieden vom kollektiven Unbewussten, von den Archetypen, d.h. den Inhalten, die der ganzen Menschheit als Gattung eigen sind" (Clauß, G. 1976, S.548).

Unterbewusstein: „In der Frühzeit der Psychoanalyse noch verwendeter Begriff für das persönlich Unbewusste und zwar für den Bereich der psychischen Vorgänge zwischen Unbewusstem und Vollbewusstem" (Doucet, F.W. 1972, S.182).

Unterscheiden lässt sich auch noch das *Vorbewusste* als einen Zwischenbereich, in dem sich Vergessenes, aber wieder Erinnerbares befindet.

VAKOG: Abkürzung für
- **V** – visuell
- **A** – auditiv
- **K** – kinästhetisch
- **O** – olfaktorisch
- **G** – gustatorisch

Geschichtliches

In diesem Kapitel werden nur einige Verfahren und Namen herausgegriffen, die für Homöopathen von besonderer Bedeutung sind.

SCHAMANISMUS

„Schamanismus ist die älteste Methode, mit der die Menschen versucht haben, mit der Schöpfung in Verbindung zu treten." (Rutherford, L., 1999, S.15). Seine Wurzeln sind weltweit zu finden und gehen bis in die Steinzeit zurück. Das Wort selbst stammt vom mandschurisch-tungusischen „saman" ab und bedeutet soviel wie der Wissende, der Sehende.

Spuren des Schamanismus lassen sich auf allen Kontinenten finden.

Ein Schamane ist ein Mensch, der seine Kraft, sein Wissen, seine Visionen und seine prophetischen Fähigkeiten benutzt, um der Gemeinschaft zu dienen und um Kranke zu heilen. Dazu begibt er sich in verschiedene Bewusstseinszustände, unternimmt Reisen in andere Welten, kommuniziert mit Verstorbenen, Tieren oder

Pflanzen. Ekstatische Zustände werden mit Hilfe von Trommeln, Ritualen und Zeremonien erreicht.

Krankheit entsteht nach schamanistischer Auffassung durch Trennung von der Natur, von unserem Ursprung oder von der Gemeinschaft. Der Schamane bewirkt Heilung, indem er zu den Kräften des Universums eine direkte Verbindung aufnimmt, um diese Trennung zu beenden. Auf einer schamanischen Reise begibt sich der Reisende von der Alltagswelt in die Welt der Geister. Dort trifft er auf Wesen von großer Weisheit wie Engel, Ahnen, Götter und Krafttiere, die den Leidenden helfen können (vgl. Harner, M., 2013).

Dabei gehen Schamanen davon aus, dass alle Lebewesen mehrere Seelen besitzen, sodass während einer Trance immer einige davon in der alltäglichen Wirklichkeit zurückbleiben und so die Rückkehr sichern können.

„Die Mehrseligkeit des Menschen ist eine der spirituell physiologischen Grundvoraussetzungen auf denen die Seelenreise, welche während der Trance stattfindet, beruht. Während der Trance können sich eine oder mehrere Seelen auf eine Wanderung in die ‚Nicht Alltägliche Wirklichkeit' begeben." (Sauter, S., 2009, S. 48).

Dass der Schamanismus z.Z. sehr aktiv betrieben wird, belegen Kleinanzeigen wie: „**Schamanische Ausbildung vom Einführungsseminar** bis zur fundierten Ausbildung zum schamanischen Berater, Heiler. Schamanische Heilsitzung, Coaching. Tel….)" (Schrot & Korn, 10/15, S. 113).

Die prozessorientierte Homöopathie nutzt Trancen mehrfach:

Einmal, um das Wissen über Arzneimittel zu vertiefen. „Wer das Leiden an sich selbst erfahren hat – und wenn es nur in der Trance ist, für die das Mittel steht, der erlebt diese Mittel bei seinen Patienten auf Ebenen wieder, die jenseits intellektueller Wahrnehmung sind, die wirklich Seelenkontakt sind" (Krüger, A. 1997, S.16).

Zum anderen, um mit der Trance im Patienten Bilder hervorzurufen, die wichtige Informationen für die Mittelfindung erbringen können.

Auch sollen Trancen dem Patienten helfen, die Informationen zu bearbeiten und zu bewältigen, die durch das homöopathische Arzneimittel aktiviert wurden. Dabei wird der Trancearbeit die gleiche Bedeutung zugeschrieben, wie der homöopathischen Therapie: „ Ein Credo der Prozessorientierten Homöopathie, wo ja die Trancen ein integraler Bestandteil sind, ist, dass das Arzneimittel oft nicht der allein selig machende Weg ist, sondern *ein* Medium unserer integralen Prozessarbeit." (Krüger, A. 1997, S.19).

Auch die C4- Homöopathie, nutzt Tranceerfahrungen bei den Verreibungen, um zu erweiterten Kenntnissen über homöopathische Arzneimittel zu gelangen (vgl. Becker, J., Ehrler, W. 1996 und 1997).

Zudem gibt es Schamanen, die ihre Fähigkeiten einsetzen um bisher noch unbekannte Arzneimittelbilder zu erstellen, indem sie die Methoden der schamanischen Trance und der homöopathischen Arzneimittel-Verreibung miteinander kombinieren (s. Sauter, S., 2009).

Im Folgenden kommt eine Schamanin selbst zu Wort.

INTERVIEW EINER SCHAMANIN

Petra Vetter: Frau Taubert, seit etwa 15 Jahren helfen Sie als Schamanin vielen Tieren und auch Menschen.

Was ist Schamanismus?

Dagmar Taubert: Schamanismus ist für mich eine Art und Weise zu reisen. Das ist nichts Besonderes oder Außergewöhnliches. Es ist einfach eine Kunst geistig zu reisen. Bei dieser Reise kann man sich Kräfte dazu holen: Die Wurzeln, die Luft, die vier Elemente und auch die Kraft von Pflanzen und Tieren. – Oder von den Ahnen. Ich bin dann sozusagen auf der Reise unterwegs, aber ich mache das mit allen zusammen. Das nimmt es dann auch wieder von mir allein weg, als ob ich nun etwas Superbesonderes wäre, sondern ich bin einfach die, die auf diese andere Ebene geht und diese anderen Kräfte zusammenholt.

Petra Vetter: Was ist das für eine andere Ebene?

Dagmar Taubert: Das ist eine andere geistige Ebene. Ich weiß nicht, ob das die verschiedenen Auraschichten oder Seelenebenen sind...
Wie bei einer Zwiebel. Wenn wir uns vorstellen, dass der Mensch oder seine Aura wie eine Zwiebel ist und zwischen den Zwiebelschichten ist ja so eine störrische Haut, die den inneren Kern noch mehr schützt oder die die Zwiebel davon abhält noch größer zu werden, und manchmal schaffen wir es selbst nicht, durch diese Zwiebelschicht durchzukommen. Ich schaffe das aber, da durchzukommen, mal zu gucken, was ist denn dahinter.

Petra Vetter: Ein schönes Modell. Sie kommen also durch so eine Zwiebelschicht durch, und Sie können dahintergucken.

Dagmar Taubert: Ich kann dahintergucken. Oder wenn man auf seinem Lebensweg hängengeblieben ist. Dann kann ich da auch hinreisen und sehen, wo ist der da hängengeblieben. Und kann ihn dann, wo immer er verwickelt, verzwickt und verknüpft ist, kann ich mit all diesen Helfern eingreifen.

Z. B. hatte ich neulich eine Frau, die war total bepackt mit: „Ich muss den Karren aus dem Dreck ziehen!" – Das musste sie natürlich alleine. Weil sie ja auch von sich selbst abgespalten war. Dann habe ich also erstmal gefragt: Wie wäre es, wenn wir jemanden rufen, der sich mit Schlamm und Dreck auskennt und der stark genug ist?!" – Und dann rufe ich einfach – und dann kam ein Nashorn. Ein Nashorn! Und sofort konnte sie, als sie dieses dicke, fette Nashorn mit seinen dicken, fetten Füßen gesehen hat, das abgeben an das Nashorn, weil das erschien ihr selbst auch stark genug. Das Nashorn hat dann spielend den Karren aus dem Dreck gezogen. Das Nashorn hat ja auch so Urkräfte, und das bahnt sich den Weg da durch. Da brauche ich dann gar nicht mehr viel machen. Ich rufe nur Hilfe herbei.

Petra Vetter: Und die kommt auch immer?

Dagmar Taubert: Die kommt immer, ja.

Petra Vetter: Das ist ja toll – Sie rufen und die Hilfe kommt immer. Wie 112.

Dagmar Taubert: Ja – das ist toll. Ich glaube, die Hilfe kommt immer, weil ich eine ganz, ganz ehrliche Absicht habe, dem anderen zu helfen. Ich bewerte das nicht, ich erlaube mir nicht, das irgendwie zu richten, sondern ich gucke mir einfach die Szene an und überlege, wie kriegen wir die hin. Es kommen die Ideen, und es kommt Hilfe.

Petra Vetter: Wie sind Sie dazu gekommen?

Dagmar Taubert: Ich bin dazu gekommen, als mein erster Hund krank war, und ich die absolut ehrliche Absicht hatte: „Ich tue alles!" Natürlich hat mich die Angst getrieben, meinen Hund zu verlieren, aber ich hatte die ehrliche Absicht: „Ich tue alles!" Ich bin überall hingefahren und habe alles Mögliche versucht und habe immer noch gesagt: „Ich tue alles! – Was kann ich noch tun?" – Dann habe ich geträumt, dass ich klitzeklein in meinem Hund alles neu geschmirgelt und gegipst habe und neu verspannt habe und neu eingerieben... – Und zwei Tage später lahmte der Hund nicht mehr. Da bin ich erstmal sprachlos gewesen und habe dann meine damalige Tierheilpraktikerin gefragt: „Was war das?" – Und die hat gesagt: „Das war eine schamanische Heilreise." Da habe ich gesagt: „Eine was? – Ich hatte Null Ahnung, was das ist. Meine Tanzlehrerin – meditatives Tanzen – hat das auch gesagt.

Die Tierheilpraktikerin hat mich dann an die Hand genommen. Die hat gesagt: „ Das ist gar nichts Aufregendes. Man entspannt sich und geht auf eine andere Ebene und guckt, was man machen kann." Die kannte sich aus und dann war es für mich ok, Körperreisen zu machen wie beim Autogenen Training. Ganz legal und völlig entmystifiziert. Nichts Geheimnisvolles und gar nichts. Und dann war ich einfach neugierig und auch ehrgeizig. Dann hat es nicht lange gedauert, und bei meiner Freundin auf dem Bauernhof war der Kater verschwunden, und sie hat gesagt: „Jetzt guck doch mal, wo der ist!" – Dann hatte ich sofort dieses Gefühl, der tritt irgendwie. Der stampft und tritt und reckt den Hals und schnappt nach Luft und stampft und tritt aber. Und sofort hat sie gesagt: „Der Güllepott!" – Der weiße Kater war in den Güllepott gefallen. Und sofort hat sie ihn gehabt.
Kurz darauf hatte sie eine Kuh, die hatte sich an der Seite aufgeschlitzt. Da habe ich mich jeden Tag hingesetzt und in Gedanken das Gewebe wieder zusammenge-

näht. Sie hat mit dem Fernrohr zugeschaut und gesehen: die Kuh lebt, die Kuh frisst, die Kuh macht alles.

Ja – und dann hatte sie ja nun mehrere Tiere und hat nicht locker gelassen. Und dann ging es immer so weiter. Raketenmäßig. Es gab keinen Weg mehr zurück.

Dann hatte ich fünf Jahre diese schamanische Ausbildung und Selbsterfahrungsgruppe. Wir haben Feuerläufe und Schwitzhütten gemacht und Trommeln gebaut und so. Und dann kam das mit den homöopathischen Mitteln dazu. Da habe ich die Hände aufgemacht und gefragt: „Was soll ich denn nun nehmen?" – Und dann kam das – einfach so.

Petra Vetter: So aus dem Nichts oder aus der Natur?

Dagmar Taubert: Ja – einfach so. Das war ganz faszinierend. Dann habe ich hinterher immer die Mittel gelesen und studiert. Genau andersherum. Und was dann auch total witzig war – wenn ich mehrere Kunden hatte – die hatten unterschiedliche Dinge, aber die brauchten immer das gleiche Mittel. Oder umgekehrt. Immer die gleichen Symptome, aber unterschiedliche Mittel.

Petra Vetter: Das heißt – Sie behandeln auch Menschen?

Dagmar Taubert: Ja. Irgendwann sind dann nicht mehr nur die Tiere gekommen, sondern auch Menschen. Das habe ich auch so gelernt. Da gibt es keine Unterschiede.

Petra Vetter: Verabreichen oder verordnen Sie homöopathische Arzneimittel?

Dagmar Taubert: Nein, nein. Das darf ich gar nicht. Und das ist auch gar nicht nötig. Wenn ich einem Menschen ein Mittel während einer schamanischen Reise gebe, dann braucht der das auch gar nicht mehr.

Petra Vetter: Also rein in Gedanken. Während der Trance.

Dagmar Taubert: Genau! Das kann dann auch ganz schnell gehen. Heute brauche ich für eine schamanische Reise im Notfall manchmal nur drei Minuten. Ich bin selbst immer wieder total erstaunt.

Inzwischen brauche ich die homöopathischen Arzneimittel immer seltener. Ich nehme mich immer mehr zurück und warte, was da kommt.

Petra Vetter: Sie sagten vorhin: „Das ist ganz normal." – Kann das jeder?

Dagmar Taubert: Ich war immer der Meinung, das kann jeder. Es ist wie Klavier spielen. Das kann jeder lernen, und es kommt darauf an, wie talentiert man ist, wie viel man übt und was für einen Lehrer man hat.

Aber ich arbeite niemals gegen den Willen eines Menschen. Der freie Wille, der funktioniert aus dem Herzen heraus und nicht aus dem Verstand. Wenn ich das übergehen würde, dann würde ich schamanische Ehrengesetze übertreten.

Petra Vetter: Und den Willen können Sie erspüren?"

Dagmar Taubert: Den kann ich erspüren.

Petra Vetter: Wenn Sie auf so eine schamanische Reise gehen – gibt es irgendeine Möglichkeit festzustellen, ob das, was da kommt, Ihrer Phantasie entspringt, oder ob es von außen kommt?

Dagmar Taubert: Das habe ich mich früher auch immer gefragt – bildest Du Dir das jetzt alles nur ein? – Klar ist, wenn es geholfen hat, dann kam es nicht von mir.

Petra Vetter: Sie haben ja auch oft keinen direkten Kontakt zu demjenigen.

Dagmar Taubert: Genau. Manchmal bekomme ich den Auftrag ja nur über das Telefon.

Petra Vetter: Gibt es Aufträge, die Sie ablehnen?

Dagmar Taubert: Aufträge über Dritte mache ich nicht. Also schon, wenn jemand für seinen Hund um Hilfe bittet, oder neulich eine Tochter für ihre demente Mutter. Aber da geht es dann nicht darum, was die Tochter will, sondern wo die Mutter feststeckt. Und ich rufe immer um Hilfe zum Wohle aller.

Petra Vetter: Und die kommt zuverlässig.

Dagmar Taubert: Ja. Die kommt zuverlässig.

Petra Vetter: Das ist ein schönes, ein optimistisches Schlusswort. Frau Taubert, vielen Dank für dieses Gespräch!

FRANZ ANTON MESMER 1734 -1815

gilt allgemein als einer der Vorläufer der Hypnose.

Er geht davon aus, dass analog zum physikalischen Magnetismus auch Lebewesen einen „animalischen Magnetismus" aufweisen. Seiner Vorstellung nach ist jedes Lebewesen von einem Fluidum umhüllt, in dem dieser spezielle Lebensmagnetismus wirksam werden kann.

Heilwirkung entsteht seiner Ansicht nach dadurch, dass Lebenskraft von einem kräftigeren Individuum auf einen kranken Menschen übertragen wird. Er ersinnt dazu einige Techniken: vor allem Handauflegen und Luftstriche (passes). Das sind Streichungen mit beiden Händen im Abstand von fünf bis zehn Zentimetern über den Körper des Patienten. Aber auch durch ein Rohr, durch Blicke und durch Spiegel überträgt er das „Fluidum, das Agens oder das Prinzip", wie er diese Heilkraft nennt.

Darüber hinaus arbeitet Mesmer mit magnetisiertem Wasser, magnetisierten Bäumen und besonders mit dem Gesundheitszuber, dem „baquet", der es ihm ermöglichte, mehrere Patienten gleichzeitig zu behandeln. Das „baquet" enthält Flaschen mit magnetisiertem Wasser und Eisenstangen, die herausragen. Die Patienten berühren sich damit an den erkrankten Körperteilen. Das „Fluidum" soll so in rechte Bahnen gelenkt werden. Dabei gilt es, eine die Natur nachahmende Krise zu erzeugen, um die verdorbenen Körpersäfte auszuleiten.

Seine Lehre fasst er in 27 Thesen und 344 Lehrsätze zusammen.

Zu Zeiten Franz Anton Mesmers sind weder die medizinische Psychologie, noch die naturwissenschaftliche Medizin entwickelt, um deren Anerkennung für seine

Heilmethode er sich stets bemüht. Seine physikalisch-mechanischen Vorstellungen unterscheiden sich deutlich von späteren psychologischen Hypnose-Konzepten.

Er setzt zahlreiche suggestive Elemente in seinen Behandlungen ein, wie den Zusammenschluss mit anderen Menschen, Gebete, Gesänge und Musik auf der Glasharmonika und dem Klavier (vgl. Schott, H. 1985).

Franz Anton Mesmer hat seinen heilenden Magnetismus sicher nicht mit den damals gerade aufkommenden Vorstellungen von Hypnose verknüpft. De facto dürfte er aber über eine große Suggestionskraft verfügt haben.

Doch den „künstlichen Somnambulismus" wie ihn einer seiner Schüler erforschte, betrachtet er als gefährlich und lehnt ihn ab: *„Mesmer wandte sich gegen den künstlichen Somnambulismus: ‚Der tierische Magnetismus', so erklärte er, „ist unabhängig vom Somnambulismus, der ein gefährliches und verdächtiges Phänomen darstellt, das die Ausbeutung der Lehre durch Scharlatane begünstigt."* (Kerner, C. nach Kolbek, A., 2015).

Der Begriff der Hypnose wurde erst etwas später von James Braid geprägt (1795 – 1860).

So entsteht die paradoxe Situation, dass gerade derjenige, dessen Name oftmals synonym zur Hypnose verwandt wird (mesmerieren wird noch immer gelegentlich mit hypnotisieren gleichgesetzt), gerade diese ablehnt.

Der Heilmagnetismus hat sich als eigenständige Therapieform erhalten. Einige Therapeuten grenzen ihn weiterhin von der Hypnose ab, Suggestionen werden allerdings oftmals für nützlich halten: *„Bei der Hypnose unterliegt der Klient dem Einfluss eines fremden Willens; bei der Suggestion hingegen bleibt die Bereitschaft des Individuums erhalten, sich für suggestive Eingebungen zu öffnen oder zu verschließen"* (Arnold, J., 2014, S.32).

Für die Homöopathie dagegen empfinden viele Magnetiseure große Sympathie: *„In meiner 30jährigen Praxis habe ich außerordentlich günstige Erfolge des Magnetismus in Verbindung mit Homöopathie verzeichnen können. Schon deshalb, weil eine Wesensverwandtschaft zwischen beiden Therapien besteht, wie jeder Homöopath bestätigen wird."* (Thetter, R., 1951, S.75).

Der Begründer der Homöopathie, Samuel Hahnemann war von Franz Anton Mesmer und dessen Erfolgen sehr beeindruckt.

Dazu § 288 und § 289 Organon: *„Hier finde ich es noch nöthig, des von der Natur aller übrigen Arzneien abweichenden, sogenannten thierischen Magnetismus oder vielmehr des (dankbarer nach MESMER, seinem ersten Begründer, zu benennenden) Mesmerisms Erwähnung zu thun. Diese, oft thörichter Weise während eines ganzen Jahrhunderts geleugnete oder geschmähete Heilkraft, ein wundersames, unschätzbares dem Menschen verliehenes Geschenk Gottes, mittels dessen durch den kräftigen Willen eines gutmeinenden Menschen auf einen Kranken, mittels Berührung und selbst ohne dieselbe, ja selbst in einiger Entfernung die Lebenskraft des gesunden mit dieser Kraft begabten Mesmerirers in einen anderen Menschen dynamisch einströmt, wie einer der Pole eines kräftigen Magnet-Stabes in einen Stab rohen Stahls, und in dem Kranken teils hie und da in seinem Organism mangelnde Lebenskraft ersetzt, theils die in anderen Stellen allzu sehr angehäufte und unnennbare Nervenleiden erregende und unterhaltende Lebenskraft ableitet, mindert und gleicher vertheilt und überhaupt die krankhafte Verstimmung des Lebensprinzips des Kranken auslöscht und mit der normalen des auf ihn kräftig einwirkenden Mesmerirers ersetzt, Z.B. bei alten Geschwüren, Amaurose, bei Lähmungen einzelner Glieder u.s.w......"*

§289:

Alle die gedachten Arten von Ausübung des Mesmerism's, beruhen auf einer dynamischen Einströmung von mehr oder weniger Lebenskraft in den Leidenden, und werden daher positiver Mesmerism genannt. Eine dem entgegengesetzte Ausübung des Mesmerismus aber verdient, da sie das Gegentheil bewirkt, negativer Mesmerism genannt zu werden. Hieher gehören die Striche, welche zur Erweckung aus dem Nachtwandlerschlafe gebraucht werden, so wie alle die Handverrichtungen, welche mit den Namen Calmiren und Ventiliren belegt worden sind. Am sichersten und einfachsten wird diese Entladung der, bei ungeschwächten Personen in einem einzelnen Theile übermäßig angehäuften Lebenskraft, durch den negativen Mesmerism bewirkt, mittels einer sehr schnellen Bewegung der flachen, ausgestreckten rechten Hand, etwa parallel, einen Zoll entfernt vom Körper, vom Scheitel herab bis über die Fuß-Spitzen geführt. Je schneller dieser Strich vollführt wird, eine desto stärkere Entladung bewirkt er. So wird z. B. beim Scheintode einer vordem gesunden Frauensperson, wenn ihre dem Ausbruche nahe Menstruation plötzlich durch eine heftige Gemüthserschütterung gehemmt worden war, die, wahrscheinlich in den Präcordien angehäufte Lebenskraft, durch einen solchen negativen Schnellstrich entladen und wieder im ganzen Organismus ins Gleichgewicht gesetzt, so daß gewöhnlich die Wiederbelebung allsogleich erfolgt, so mildert auch zuweilen ein gelinder, weniger schneller Negativstrich, bei sehr reizbaren Personen, die zuweilen allzu große Unruhe und ängstliche Schlaflosigkeit, welche von einem allzu kräftig gegebnen positiven Striche herrührte u.s. w.

Mit Fleiß gedenke ich hier, wo ich von der entschiedenen und sichern Heilkraft des positiven Mesmerism's zu sprechen hatte, nicht jener, höchlich zu mißbilligenden Übertreibung desselben, wo vermittelst, während halber, ja oft ganzer Stunden auf einmal wiederholte, selbst täglich fortgesetzte Striche dieser Art, bei nervenschwachen Kranken jene ungeheure Umstimmung des ganzen Menschenwesens herbeigeführt ward, die man Somnambulism und Hellsichtigkeit (clairvoyance) nennt, worin der Mensch, der Sinnen welt entrückt, mehr der Geisterwelt anzugehören scheint - ein höchst unnatürlicher und gefährlicher Zustand, wodurch man nicht selten chronische Krankheiten zu heilen vergeblich versucht hat.

Daß die, entweder positiv oder negativ zu mesmerirende Person, an keinem Theile mit Seide bekleidet seyn dürfe, ist eine schon bekannte Regel; aber weniger bekannt ist es, daß der Mesmerirer, wenn er selbst auf Seide steht, seine Lebenskraft in vollerem Maße dem Kranken mittheilen kann, als wenn er auf dem bloßen Fußboden steht.

Einer chronisch schwächlichen, lebensarmen Person ist daher ein, vorzüglich sehr schneller Negativstrich, auf jeden Fall, äußerst schädlich.

Ein zehnjähriger, kräftiger Knabe auf dem Lande, ward wegen einer kleinen Unpäßlichkeit, früh von einer sogenannten Streicherin mit beiden Daumenspitzen von der Herzgrube aus, unter den Rippen hin, sehr kräftig, mehrmals gestrichen, und verfiel sogleich mit Todtenblässe in eine solche Unbesinnlichkeit und Bewegungslosigkeit, daß man ihn mit aller Mühe nicht erwecken konnte und ihn fast für todt hielt. Da ließ ich ihm von seinem ältesten Bruder einen möglichst schnellen, negativen Strich vom Scheitel bis über die Füße hin geben, und augenblicklich war er wieder bei Besinnung, munter und gesund."

Es ist schon sehr erstaunlich, dass Samuel Hahnemann, der für alle anderen nicht-homöopathischen Therapiearten nur Hohn und Spott übrig hatte, sich dermaßen ausführlich und positiv über ein anderes Heilverfahren äußert. Und das nicht etwa in einer seiner anderen zahlreichen Veröffentlichungen, sondern in seinem Hauptwerk, dem Organon.

Aber auch in seinen anderen Werken wird der Mesmerismus immer wieder positiv beschrieben:

Bereits in seiner Dissertation erwähnt er *„Mesmerische Behandlungen"* bei Zahnschmerzen (nach J.M. Schmidt, D. Kaiser, 2001, S.27).

In Heilkunde der Erfahrung schreibt Hahnemann 1805: *„ Die heroische Kraft des Animalismus (thierischen Magnetismus), oder jene, bei gewissen Arten der Berührung oder Fast-Berührung erfolgende immaterielle Influenz von einem lebenden Körper auf den anderen, welche auf sehr empfindliche, zu heftigen Gemütsbewegungen sowohl, als zu hoher Reizbarkeit der Muskelfaser sehr aufgelegte, zart gebaute Personen beiderlei Geschlechts so viel Erregung macht, mag hier zum Beispiele dienen."* (nach J.M. Schmidt, D. Kaiser, 2001, S.408).

In der Anleitung zur Bereitung der antipsorischen Arzneien illustriert er 1828: *„In den meisten Fällen aber die antipsorische Cur langwieriger Krankheiten hindernder, sogenannter Nerven-Schwäche erweiset sich fast allgemein das Einflößen der Lebenskraft von einer andern, gesunden, wohlwollenden Person, der Mesmerism hülfreich, selbst wenn eine solche Person nur die Hände des Kranken in ihren Händen ein paar Minuten mit herzlicher Gutmüthigkeit hält, und es gibt fast keine Gegenanzeige, die es verböte, so viel mir bekannt ist, als den einzigen, wo kurz vorher Anwendung von Magnet-Berührung gemacht worden war, als in welchem Falle durch Mesmerism eine um desto heftigere Aufreizung des Kranken zuwege gebracht wird."* (nach J.M. Schmidt, D. Kaiser, 2001, S.773).

In der Beilage A (zur Versammlung des Vereins für homöopathische Heilkunst, am 10. August 1830) findet sich die Empfehlung, den Mesmerismus lokal anzuwenden, da mit der Kombination beider Heilverfahren mehr zu erreichen sei, als mit der Homöopathie oder dem Mesmerismus allein. Zumindest gilt dies für alte „eingerostete" Lokalleiden:

„Nächst gedachter erstern Vorkehrung, (es geht um die großflächige Anwendung eines Pech-Terpentin-Pflasters in Ausnahmefällen) besteht die zweite Maßregel zur Beförderung der Heilung solcher chronischen, eingerosteten Lokalleiden darin, daß man die, in diesen kleinen kranken Organen nach und nach so tief gesunkene Ener-

gie der Lebenskraft zu unterstützen und aufrecht zu erhalten sucht durch das einzige, Lebenskraft lokal einflößende Mittel, d.i. durch lokal angebrachten Mesmerim. Täglich, oder doch einen Tag um den andern, richtet eine dem Kranken sehr wohlwollende, geeignete Person die Spitze des Daumens ihrer geballten Hand, oder noch kräftiger, die dicht vereinten Fingerspitzen einer Hand sehr nahe gegen die vieljährig kranke Stelle, eine bis zwei Minuten lang mit voller Energie des Gemüths, wodurch gewöhnlich in der kranken Stelle die Empfindung eines angenehmen Windhauchs entsteht.(Auch ein kräftiges Anhauchen unterstützt diese Absicht.)
Beide Veranstaltungen zusammen werden, nächst dem Gebrauche des innern, zweckmäßigen, antipsorischen Heilmittels und der gebesserten Lebensweise, ausrichten, was letztere allein nie auszurichten vermögen in so tief eingewurzelten Verderbnissen kleiner, edler Organe."* (nach J.M. Schmidt, D. Kaiser, 2001, S.778).

Auch in seinen Krankenjournalen wird das „Mesmeriren" häufig erwähnt, oft auch positiv:
„Volkman glaubt, der gute Magen zu Anfangs scheint vom mesmeriren hergerührt zu haben." (Hickmann,R., 1996, S. 74)
„Volkmannin hat aufs Mesmerisieren gut – jene Nacht bis 3 – diese bis 4 U. geschlafen." (Hickmann, R., S. 134)
„...da sie gewöhnlich sitzen und liegen muß und ohne Furcht irre zu werden nicht lesen konnte, so ließ sie sich mesmeriren / davon viel kräftiger schlief darauf gut und konnte ihre Arbeit besorgen." (Hickmann,R., 1996, S. 165)
„Seit langer Zeit das Bedürfnis, sich mesmeriren zu lassen sie hatte ein wahres Verlangen danach, ihr war unbeschreiblich unwohl. Nachts 1 ½ U.- da sie keine Ruhe finden konnte, bat sie ihren Mann um 1 Strich und nach ¼ St. war ihr wohl - ..." (Hickmann,R., 1996, S. 332)
„Mesmeriren hat sie gar nicht versucht, theils weil ichs nicht wieder erwähnte und sie auch keine Neigung dazu hatte." (Hickmann,R., 1996, S. 330)

Samuel Hahnemann hat das Mesmerieren häufiger empfohlen. Er bleibt dabei ganz pragmatisch und übernimmt weder Mesmers fluidistisches Theoriengebäude noch die spätere Psychologisierung. Ihm geht es allein um die praktische Methode bei der Behandlung von Kranken, die er gelegentlich selbst durchführt, meist aber von anderen, oft von Familienangehörigen des Patienten besorgen lässt (vgl. Genneper, Th. /Wegener, A. 2011).

Einer der eifrigsten Anhänger des Mesmerismus und gleichzeitig begeisterter Homöopath war Arthur Lutze (1813-1870). Der ehemalige Postsekretär brachte es bis zum Sanitätsrat und führte die größte homöopathische Arztpraxis aller Zeiten in Köthen. Über eine Million Kranke soll er erfolgreich behandelt haben, daneben verfasste er mehrere Bücher und erbaute das größte homöopathische Krankenhaus Europas.

Sein Wahlspruch verdient es zitiert zu werden: *„Der Mensch kann, was er will – doch muss er glauben und vertrauen"* (Fritsche, H.2014, S.331).

Arthur Lutze behandelte fast jeden seiner Patienten auch mit mesmerischen Streichungen und erzielte schon dadurch erstaunliche Wirkungen: *„Jeder, der meine Klinik besucht, hat gesehen, daß oft die heftigsten Schmerzen einem Striche meiner Hand, oder meinem bloßen Wort, also der Kraft meines Willens weichen; ja daß jahrelange Leiden dadurch plötzlich und mitunter sogar für immer verschwinden. Das ist eine Gottesgabe, die man nicht durch Studiren erlernen, nicht mit Vernunft begreifen kann, die aber, wie Thatsachen lehren, vorhanden ist und auf Glauben und Willen beruht"* (M.Bischof, S.12).

Lange vor der Begründung der Psychosomatik sah Lutze die Arzt-Patientenbeziehung ganzheitlich: *„...denn jeder Seelsorger muss zugleich Arzt und jeder Arzt zugleich Seelsorger sein"* (Lutze, A. 1910, LIII).

Auch heute noch wenden viele Hypnotherapeuten mesmerische Striche zur Unterstützung ihrer verbalen Suggestionen an, wie es z.B. bei Kaiser Rekkas zu lesen ist: *„ Leichtes mesmerisches Streichen über den Kopf und die Schultern: Ich bin jetzt grad bei deiner Stirn hier, so beruhigt sich der Kopf... die Augen liegen ganz friedlich in ihren Augenhöhlen, und die Schläfen sind ganz glatt, die Wangen ruhig...und so kann die Hypnose sich vertiefen, und der Kopf kann kühler werden... kühler auch hier...gut...sehr schön!"* (Kaiser Rekkas, 2013, S.70).

Bei meiner Arbeit unterstütze ich Suggestionen von Wärme, Schwere und tiefer Entspannung mit mesmerischen Strichen. Dabei führe ich beide Handinnenflächen im Abstand von etwa zehn cm vom Kopf des Patienten zu seinen Füssen. (s. Fixationsmethode). Nicht selten wird mir das Gefühl „eine Energie gespürt zu haben" anschließend rückgemeldet. Auch ich selbst spüre oft ein leichtes Kribbeln in meinen Händen, besonders in den Fingerspitzen.

Begleitende „passes" sind auch sehr hilfreich, um eine Armlevitation zu fördern. Dabei wird der Unterarm vom Ellbogen an mit leichten Strichen Richtung Hand einmal berührt, danach wiederholt man die Striche im Abstand von ca. fünf cm ein paar Mal.

Auf jeden Fall unterstützt die Anwendung mesmerischer Striche die Konzentration des Therapeuten.

Für Homöopathen ist der Name Franz Anton Mesmer auch heute noch in den folgenden Rubriken auffindbar:

- GEMÜT - MESMERISIEREN, Magnetisieren, Verlangen, andere zu (C) Gemüt - MAGNETISIERT, Mesmerisiert werden amel. (M)
- Gemüt - MAGNETISIERT, Mesmerisiert werden amel. - leicht, zu magnetisieren (M)
- Gemüt - MAGNETISIERT, Mesmerisiert werden amel. - mesmerisiert, erscheint wie (M)
- Allgemeines - MAGNETISIERT, mesmerisiert werden, Beschwerden durch (M)
- Allgemeines - MAGNETISIERT, mesmerisiert werden, Beschwerden durch - leicht, zu magnetisieren (M)
- Allgemeines - MAGNETISIERT, mesmerisiert werden, Beschwerden durch - Verlangen, mesmerisiert zu werden (M)

Es gab wohl zu allen Zeiten Menschen, die in ihren Händen Heilkraft spürten und diese auch nutzten. Auch heute noch hört man nicht selten von einem „Besprecher", der durch Handauflegen oder „passes" Heilungen vollbringt. Manchmal findet man etwa folgende Kleinanzeigen:

„Bespreche Warzen, Gürtelrose und Krankheiten. Für Fragen und Terminvereinbarungen Tel. ...." (Basses Blatt, 30.9.15, S. 12).

„**Meine heilenden Hände lindern Deine Schmerzen.** Bespreche Gürtelrose u. Warzen sowie Hüftgradstellung, richte Beine auf Länge aus, behandle Fersensporn, auf Spendenbasis. Tel. ..." (Nord Express, 15.10.2015, S.8).

Insbesondere bei Hautkrankheiten werden hiermit oft Erfolge erzielt. Ob diese nun durch Suggestionen oder durch andere Mechanismen erfolgen, ist noch nicht hinreichend beleuchtet worden. Neuere Erklärungsversuche ziehen die Quantenphysik zu Hilfe, ein leider recht unanschauliches Gebiet, das hier den Rahmen sprengen würde (s. Arnold, J., 2014).

Wie eine Besprecherin selbst ihre Fähigkeit zu Heilen empfindet, kommt im folgenden Interview zum Ausdruck:

INTERVIEW EINER BESPRECHERIN

Petra Vetter: Frau Polkehn – Sie helfen vielen kranken Menschen mit Hautkrankheiten durch Besprechen. Wie sind Sie dazu gekommen?

Helga Polkehn: Meine Mutter hat besprochen, und da habe ich schon als junge Frau immer gesagt, ich möchte das auch mal. Aber sie hat zu mir gesagt: „Ich darf Dir das nicht sagen. Wenn Du das lernen willst, musst Du zu einem Mann gehen. Das geht nur von Frau zu Mann und von Mann zu Frau. Ja und dann wohnte ein alter Mann im Dorf, der das machte, und ich bin zu ihm hin, und der sagte: „Ich darf Dir das dreimal vorsagen und dann musst Du das können. Wenn Du es dann nicht kannst, dann kannst Du auch nicht besprechen." Dann hat er mich an einem Tag die Rose gelehrt, die Flechte und Mundfäule. Am nächsten Tag Warzen, Allergie und den Brand, also wenn sich jemand verbrennt. Dann sagte meine Mutter: „ Du musst erst ein bisschen älter werden" – und als ich dann so 45 war, habe ich das dann versucht, und das hat geklappt, und seitdem mache ich das.

Petra Vetter: Sie haben dann ja so eine Art Ausbildung gehabt.

Helga Polkehn: Naja – diese beiden Male. Er hat mir das alles drei Mal vorgesagt, und dann hat er mich in Ruhe gelassen. Dann hat er gesagt: „Sag das auf!" Und ich habe das aufgesagt, und er meinte: „Dann kannst Du auch besprechen."

Mit Warzen ist das natürlich so – es gibt ja so viele verschiedene Warzen, z.B. hatte ich eine Frau, die hatte die ganzen Hände voller Warzen, von innen und außen. Die mochte schon keinem mehr die Hand geben. Ich habe das besprochen und gesagt: „Ich versuche es, ob die weggehen kann ich Ihnen nicht sagen." Manchmal gehen sie auch nicht weg. So nach vier Monaten rief sie mich an und sagte: „Es tut mir so leid – kann ich nochmal kommen – die Warzen sind alle noch da." - Ich sagte: „Kommen Sie Montag, da ist Neumond. Ich mache das nur bei zunehmendem Mond." Am Samstagmorgen rief sie an und sagte: „Sie werden es nicht glauben – die ganzen Warzen sind weg! Wir haben das ganze Bett und den Fußboden untersucht – wir finden die nirgends." - Ich weiß es nicht, ob *ich* das gemacht habe. Aber höchstwahrscheinlich, weil ich mich nochmal damit beschäftigt habe… – Rose ist das, was ich am besten besprechen kann.

Petra Vetter: Wenn Sie das so machen – ist das anstrengend?

Helga Polkehn: Schon. Ich muss mich damit beschäftigen. Ich muss mich total darauf konzentrieren. Doch. Und bei Warzen musst Du ´rausgehen. Wenn jemand mit Warzen kommt, gehe ich ´raus, wenn der Mond zunimmt. Und er muss in den Mond gucken und ich auch.

Also – wenn einer sich verbrennt – wenn man mal mit den Kleinen was hat – das darf ich Ihnen sagen. Aver up Plattdütsch.

Petra Vetter: Dat kun ick wull ok.

Helga Polkehn: Also:

> Hoch iss die Heven
>
> sid sün die Greven
>
> Kold iss die Dodenhand
>
> Dormütt still ick di den Brand.

Dann nehmen Sie die Hand und gehen darüber, wo der Brand ist. Die ganze Zeit wo Sie sprechen. Und das Ganze drei mal. Und dann: „Im Namen des Vaters, des Sohnes und des Heiligen Geistes, Amen."
Das hilft sofort. Ist ein Wunder, aber es ist so. Ich habe gute Erfahrungen damit gemacht. Sonst würde ich das ja nicht sagen.

Petra Vetter: Kann das eigentlich jeder?

Helga Polkehn: Ich weiß das nicht – ob da jeder die Kraft hat.

Petra Vetter: Muss man auf irgendetwas Besonderes aufpassen?

Helga Polkehn: Also, wenn jemand kommt, muss man das dreimal machen.

Und die Rose darf nicht nass werden.
Wenn Leute eine Rose haben, dann muss man sie erstmal befragen. Die haben Sorgen gehabt, eine große Aufregung. Sonst kriegen sie die nicht. Und meistens wollen sie das dann auch nicht sagen. Aber sie müssen mir das erzählen. Ich rede nicht darüber, das darf ich nicht, aber das müssen sie los werden. Dann kommen sie damit raus, was da passiert ist, entweder mit den Kindern oder mit der Ehe oder…

Petra Vetter: Also das ist wirklich Ihre über 40jährige Erfahrung, wenn einer die Rose hat, dann hat der unbedingt ein Problem gehabt und muss erstmal damit rauskommen.

Helga Polkehn: Der hat was gehabt. Natürlich. Sonst bricht sie nicht aus.

Petra Vetter: Spüren Sie da eigentlich selbst etwas in Ihren Händen?

Helga Polkehn: Nein – wenn ich die Leute anfasse – ich fasse die Hand an. Manche sagen: „Das geht mir durch den ganzen Körper, ich kriege so ein Kribbeln." – Ich selbst merke es nicht.

Und wenn kleine Babys die Mundfäule haben, die schreien natürlich. Und wenn ich dann bespreche, und die hören auf zu weinen und am nächsten Tag geht das Trinken dann wieder…. Das ist schon toll.

Petra Vetter: Ja – da richten Sie wirklich viel Gutes aus. –

Haben Sie jemals Angst dabei gehabt?

Helga Polkehn: Nein. Überhaupt nicht. Auch nicht, dass ich mich anstecke. Ich begrüße die Leute und hinterher wasche ich mir die Hände gründlich. Ich weiß nicht, warum sollte ich mich da anstecken?

Petra Vetter: Kennen Sie noch andere, die besprechen?

Helga Polkehn: Im Moment nicht. Sind ja alle gestorben, die hier besprochen haben. Aber ich möchte das gern weitergeben, und ich weiß auch schon an wen.

Petra Vetter: Ja, das ist schön, wenn das weiter geht. Vielen Dank für dieses Gespräch!

JAMES BRAID 1795 -1860

war zunächst Augenchirurg in Schottland.

Die Teilnahme an einer Showhypnosevorführung weckte sein Interesse an diesem Thema, und er begann mit eigenen Experimenten zur Augenfixation. Seiner Theorie nach entstehen dabei hirnphysiologische Veränderungen, die in einen veränderten Bewusstseinszustand führen. Diesen schlafähnlichen Zustand nannte er „Hypnose", abgeleitet vom griechischen hypnos = Schlaf (Hypnos ist der Gott des Schlafes).

BRAID nutzte die Hypnose in erster Linie um Anästhesie zu erzeugen. Er führte zahlreiche Augenoperationen erfolgreich damit durch. Zu einer Zeit, in der chemische Anästhesie noch unbekannt war, gelangte er so zu einiger Berühmtheit. Erst die Entdeckung und der Einsatz von Chloroforms und Äther als Narkosemittel ließen das Interesse an diesem Einsatzgebiet der Hypnose schwinden (vgl. Kossak, 1997).

ÉMILE COUÉ 1857 - 1926

„Nicht der Wille ist der Antrieb unseres Handels, sondern die Vorstellungskraft."
(Coué, E. 2005, S.3)

Viel schöner drückte es ANTOINE DE SAINT EXUPÉRY aus: „ Wenn Du ein Schiff bauen willst, dann rufe nicht die Menschen zusammen, um Holz zu sammeln, Aufgaben zu verteilen und die Arbeit einzuteilen, sondern lehre sie die Sehnsucht nach dem großen, weiten Meer" (Antoine de Saint Exupéry, 1900 – 2044, Flieger und Schriftsteller).

ÉMILE COUÉ gilt als Vater der Autohypnose. Seine bekannteste Selbstsuggestion lautet: „Es geht mir mit jedem Tag in jeder Hinsicht immer besser und besser" (Coué, E. 2005, S. 155).

Täglich morgens nach dem Aufwachen und abends vorm Einschlafen soll dieser Satz 20 Mal halblaut, wie ein Mantra, gesprochen werden.
COUÉ nutzt dabei die veränderten Bewusstseinszustände in Schlafnähe, um durch einfache Wiederholungen eine positive Affirmation im Unbewussten zu verankern.

„Es geht mir mit jedem Tag in jeder Hinsicht immer besser und besser" ist ein guter Satz, um ihn Patienten mitzugeben und den Heilungsverlauf positiv zu beeinflussen.
Meiner Erfahrung nach kann man ihn allerdings erst empfehlen, wenn das verordnete homöopathische Arzneimittel die Heilung initiiert hat.
Patienten mit schweren Pathologien, die in der Erstanamnese *„Es geht mir mit jedem Tag in jeder Hinsicht immer besser und besser"* zu hören bekommen, empfinden diesen Satz leicht als unangemessen oder fühlen sich sogar nicht ernst genommen.

COUÉS Grundannahmen zur Autosuggestion sind:

1. Jeder Gedanke in uns ist bestrebt, wirklich zu werden.
2. Nicht unser Wille, sondern unsere Einbildungskraft, die Fähigkeit, sich etwas glauben zu machen, ist die bedeutsamste Eigenschaft in uns.

Weiterhin bekannt sind Émile Coués fünf Gesetze:

1. **Das Gesetz der umgekehrten Wirkung von Bemühen**
   Wenn jemand befürchtet, etwas nicht zu können, so kann er es umso weniger, je mehr er sich anstrengt.
   Am häufigsten lässt sich dieses Gesetz wohl bei denen beobachten, die bemüht sind, mit einer Diät, ihr Gewicht zu reduzieren. Viel Kraft und oft auch viel Geld wird investiert, um schließlich wieder einmal „rückfällig" zu werden und die Befürchtung, es nicht zu schaffen, Realität werden zu lassen.
   Aber auch Patienten mit Schlafstörungen zeigen dieses Phänomen. Ebenso Übereifrige, die sich enorm anstrengen, um nun wirklich eine richtige Hypnose zu erleben, und es damit gleichzeitig unmöglich machen.

2. **Das Gesetz des dominierenden Effekts**

Wenn Wille und Imagination im Zwiespalt sind, gewinnt immer und ausnahmslos die Imagination.

Auch hierbei sind Diätversuche ein gutes Beispiel: Wenn der Wille abzunehmen mit dem Bild von z.B. Erdbeeren mit Schlagsahne konkurrieren muss, hat der Wille keine Chance.

3. **Das Gesetz der konzentrierten Aufmerksamkeit**
   Eine Idee strebt im Rahmen der Möglichkeiten immer ihre Verwirklichung an.
   Hier sei nochmals an Arthur Lutze erinnert, der es vom einfachen Postsekretär zum Medizinalrat brachte, und der die größte medizinische Praxis aller Zeiten führte. Sein Lebensmotto: *„Der Mensch kann, was er will – doch muss er glauben und vertrauen"* stellt eine typische, positive Autosuggestion dar.

4. **Das Gesetz der unterstützenden Emotion**
   Die Intensität einer Suggestion steht in direktem Verhältnis zur begleitenden Emotion.
   Eine Idee wird umso stärker im Unbewussten verankert, je stärker die Gefühle sind, die dabei auftreten. So wirken Placebos besser, wenn die Patienten unter Stress stehen.

5. **Das Gesetz der Autosuggestion**
   Die Suggestion erzeugt nur den Zustand, der in eine Selbstsuggestion umstrukturiert wird.
   Jede Suggestion ist eine Autosuggestion. Der Hypnotisand kann immer entscheiden, ob er sie annimmt oder verwirft. Daher sind ideomotorische Signale für den Therapeuten wichtige Rückmeldungen (vgl. Dabney, 2011).

In Akutsituationen hat sich Coués Rat bewährt, die Hand auf die betroffene, schmerzhafte Stelle zu legen und möglichst schnell zu wiederholen *„Es geht weg, es geht weg, es geht weg..."* So lange, bis die Symptome abklingen. Besonders bei Kindern funktioniert dieses oft sehr gut (vgl. Coué, 2005)

MILTON H. ERICKSON 1901 – 1980

war Psychotherapeut in Phoenix/Arizona und entwickelte für die klinische Hypnose richtungsweisende neue Methoden, die eine andere Sicht auf den Patienten erfordern. Voraussetzung für eine erfolgreiche Arbeit ist, dass der Therapeut sich auf das Niveau des Patienten begibt und die Wirklichkeit des Patienten bedingungslos anerkennt. Geschickte Interventionen lassen neue Möglichkeiten hervortreten und verschaffen Zugang zu den Ressourcen des Patienten (vgl. Kossak, H.-C.S., 1997).

Für ERICKSON steht die Individualität des Patienten im Vordergrund:
„Weil das tatsächlich das Problem mit den Patienten ist: viele ihrer Symptome und ihrer sogenannten psychischen Probleme beruhen auf einer Unterdrückung ihrer Individualität. Die Heilung besteht darin, diese Individualität herauskommen zu lassen, damit sie in ihrer ganz besonderen Eigenart blühen kann." (Rossi in Erickson, M, Rossi, Ernest L., Rossi, Sheila L., 2013, S.58).

ERICKSON legt auf genaueste Beobachtungen größten Wert, da ihm Regelmäßigkeiten im Verhalten des Patienten das Arbeitsmaterial für seine Interventionen liefert. Nahezu jedes Verhalten lässt sich für eine Trance-Induktion oder Therapie nutzen, und so ist sein Ansatz außerordentlich flexibel und kreativ.

Die Fähigkeiten des Patienten werden genutzt und aktiviert, um den Patienten auf Veränderungen hin zu orientieren, um Autonomie und gedankliche Freiheit wiederherzustellen.
„Die Patienten haben Probleme aufgrund gelernter Beschränkungen. Sie sind in geistigen Einstellungen, Bezugsrahmen und Glaubenssystemen gefangen, die es ihnen nicht gestatten, ihre eigenen Potentiale benutzen zu lernen" (Erickson, M, Rossi, L. 2010, S.14).
Charakteristisch für ERICKSONS Arbeit ist die häufige Anwendung von passenden Anekdoten, Metaphern und Geschichten, sowie das Prinzip der Utilisation.
Es beschreibt die Nutzung des Patientenverhaltens zu therapeutischen Zwecken. Das setzt eine sorgfältige Anamnese voraus, in der die Lebenserfahrungen, das Wissen und die Fähigkeiten des Patienten ermittelt werden. Wo liegen seine Res-

sourcen? Wie geht er mit seinen Problemen um? Mit welchen Maßnahmen hat er Erfolg?

Dies verlangt auch, dass das jeweilige Verhalten bedingungslos anerkannt und respektiert wird. Es wird einfach als Material betrachtet, aus dem sich etwas machen lässt.

Die Fähigkeiten werden genutzt und aktiviert, um den Patienten auf Veränderungen hin zu orientieren, um Autonomie und gedankliche Freiheit wiederherzustellen.

Dazu ein Beispiel aus ERICKSONS Praxis: „Ein Zahnarzt, und mehrere seiner Kollegen, hatten wiederholt und erfolglos versucht, seine Frau zu hypnotisieren. Jedesmal, erzählte sie, sei sie ‚starr vor Angst geworden, so dass ich mich nicht bewegen konnte, und dann begann ich zu weinen. Ich konnte einfach nichts von dem tun, wozu sie mich aufforderten. Ich konnte mich nicht entspannen, ich konnte keine Handlevitation machen. Ich konnte nicht meine Augen schließen; das einzige, was ich konnte, war vor Angst verrückt zu werden und zu weinen.'

Erickson benutzte einen naturalistischen Ansatz unter Verwendung des „Synergismus".

Ihre Situation wurde für sie in den folgenden Worten zusammengefasst: *„Sie möchten, dass in Zusammenhang mit ihrer Zahnbehandlung eine Hypnose angewandt wird. Ihr Mann und seine Kollegen möchten dasselbe, aber sooft auch eine Hypnose versucht wurde, es ist keine Trance zustande gekommen. Sie wurden starr vor Angst und Sie weinten. Es würde genügen, wenn Sie starr würden, ohne zu weinen. Jetzt wollen Sie nötigenfalls von mir psychiatrisch behandelt werden, aber ich glaube nicht, dass es notwendig sein wird. Ich werde Sie vielmehr bloß in eine Trance versetzen, damit Ihre Zahnbehandlung unter Hypnose stattfinden kann."*

Sie antwortete: „ Aber ich werde wieder starr vor Angst werden und weinen."

Erickson antwortete Ihr: „Nein, Sie werden zuerst starr werden. Das ist das erst, was Sie tun müssen, und zwar jetzt gleich. Werden Sie immer starrer und steifer, Ihre Arme, Ihre Beine, Ihr Rumpf, Ihr Hals – völlig starr – noch starrer, als Sie es bei Ihrem Mann waren."

„Schließen Sie jetzt die Augen und lassen Sie Ihre Lider starr werden, so starr, dass Sie sie nicht öffnen können."

Ihre Reaktionen waren überaus zufriedenstellend.

„ Als nächstes müssen Sie vor Angst verrückt werden und weinen. Natürlich haben Sie keine Lust, das zu tun, aber Sie müssen es tun, weil Sie es gelernt haben, aber tun Sie es noch nicht sofort."
„Es wäre viel leichter, einen tiefen Atemzug zu machen, und mich ganz zu entspannen und tief zu schlafen."
„Warum versuchen Sie das nicht, statt vor Angst verrückt zu werden und zu weinen?"
Sie reagierte sofort und erstaunlich gut auf diese alternative Suggestion.
Die nächste Suggestion lautete: „Natürlich können Sie fortfahren, immer tiefer und tiefer im Trance-Zustand zu schlafen und sich zu entspannen und wohl zu fühlen. Aber falls Sie es wünschen können Sie jederzeit wieder starr und verrückt vor Angst werden und weinen. Aber vielleicht werden Sie jetzt, wo Sie wissen, wie man das macht, vorziehen, sich weiterhin in der Trance wohl zu fühlen, so dass jede zahnärztliche oder ärztliche Behandlung, die Sie benötigen, in angenehmer Weise vorgenommen werden kann."
Anschließend wurde eine einfache posthypnotische Suggestion ausgesprochen, um die Induktion künftiger Trance-Zustände zu ermöglichen." (Erickson, M., Rossi, L. 2010, S. 109 – 110).

Hier wird deutlich, wie durch die Aufforderung, das bekannte und gefürchtete Verhalten zu produzieren eine Trance eingeleitet wird und anschließend die Option eröffnet wird, dieses zu verändern.

Individualisierung, genaues Beobachten und bedingungsloses Anerkennen der Wirklichkeit des Patienten – das sind auch für Homöopathen unentbehrliche Bestandteile erfolgreicher Arbeit.
Wie es HAHNEMANN in § 6 seines Organon fordert:
„Der vorurtheillose Beobachter, - die Nichtigkeit übersinnlicher Ergrübelungen kennend, die sich in der Erfahrung nicht nachweisen lassen, - nimmt, auch wenn er der scharfsinnigste ist, an jeder einzelnen Krankheit nichts, als äußerlich durch die Sinne erkennbare Veränderungen im Befinden des Leibes und der Seele, Krankheitszeichen, Zufälle, Symptome wahr, das ist, Abweichungen vom gesunden, ehemaligen Zustande des jetzt Kranken, die dieser selbst fühlt, die die Umstehenden an

ihm wahrnehmen, und die der Arzt an ihm beobachtet. Alle diese wahrnehmbaren Zeichen repräsentiren die Krankheit in ihrem ganzen Umfange, das ist, sie bilden zusammen die wahre und einzig denkbare Gestalt der Krankheit." (Hahnemann, S., 1996, S.91).

Physiologisches

Während der hypnotisierte Patient den Eindruck tiefer Ruhe vermittelt, gibt es in seinem Inneren große Veränderungen. Dazu BONGARTZ:

„Physiologische Änderungen

hirnphysiologisch:

- *Zunahme der Theta-Aktivität*
- *Ereigniskorrelierte Potenziale belegen Einfluss von Hypnose auf kognitive Vorgänge*
- *Zunahme der Alpha-Aktivität nicht gesichert*

endokrinologisch:

- *Abnahme von Katecholaminen, Vanillinmandelsäure*
- *Abnahme von Kortisol fraglich*

hämatologisch:

- *Zunahme der Haftfähigkeit von Leukozyten am Endothel und darüber Abnahme der Leukozyten in der Zirkulation unmittelbar nach der Hypnose.*

- ca. 2 Stunden nach Hypnose Verschiebung des Differentialblutbildes (Abnahme von Neutrophilen, Zunahme von Lymphozyten).

Autonomes Nervensystem:

- Die Dämpfung des sympathischen Erregungsniveaus führt zu entsprechenden Veränderungen autonomer Reaktionen (Atemrate, Blutdruck, Temperatur etc.)" (Bongartz, W. u. B., 2000, S.18).

Für die Praxis ist das Absinken der sympathischen Erregung bei gleichzeitiger Erhöhung der parasympathischen Erregung während der Hypnose von besonderer Bedeutung. Sie führen zu:

- Senkung der Herzschlagfrequenz
- Senkung der Atemfrequenz
- Erweiterung der Blutgefäße
- Steigerung der Assimilation beim Stoffwechsel
- Steigerung der Magen- und Darmperistaltik
- Anregung der Insulinsekretion
- Hemmung der Schilddrüsensekretion
- Hemmung der Katecholaminproduktion

und *„kennzeichnen eine Phase der Energiespeicherung und Erholung des Organismus"* (Bongartz, W. nach Revenstorf, D. 1993, S.125).

Im Unterschied zum Schlaf sind die Reflexe nur leicht reduziert.

Tiefenentspannungen, wie beim Autogenen Training oder beim Yoga, zeigen vergleichbare Effekte.
Dadurch wird deutlich, dass Hypnose nur eine von mehreren Methoden ist, bei Probanden einen Trancezustand zu erzeugen, der dann therapeutisch genutzt werden kann.
Wichtig hierbei ist auch, dass die Fähigkeit zu entspannen, trainierbar ist.

Es gibt nur sehr wenige Menschen, die keinerlei Hypnose erleben können. Besonders hohe Hypnosefähigkeit findet sich bei Bulimikerinnen und Patienten mit posttraumatischen Belastungsstörungen, bei Schizophrenen ist sie verringert.

Für die Praxis kann man davon ausgehen, dass die meisten Patienten durchschnittlich hypnotisierbar sind (vgl. Bongarts, W. u. B. 2000).

Die Veränderungen die im Gehirn während einer Hypnose ablaufen sind kompliziert und noch lange nicht völlig geklärt. Als sehr wahrscheinlich gelten darf eine stärkere Aktivierung der rechten Gehirnhälfte. *„Wenn in Trance die rechte Hemisphäre stärker aktiviert ist als sonst, verlässt der Hypnotisand seinen dominanten Denkstil und lässt die räumliche, bildhaft, musikalische, ganzheitliche, intuitive Verarbeitung mehr zur Geltung kommen. Das würde plausibel machen, warum es in diesem Zustand gelingt, gewohnte Denkmuster zu überschreiten."* (Revenstorf, D., 1993, S.90).

Die unterschiedlichen Funktionsweisen der linke und der rechten Hirnhälfte wird in folgender Tabelle aufgelistet:

Linke Hemisphäre	Rechte Hemisphäre
verbal	visuell
sukzessiv	simultan
linear	parallel
zeitlich	räumlich
digital	analog
logisch	ganzheitlich
analytisch	synthetisch
rational	intuitiv
konvergent	divergent
deduktiv	schöpferisch
logisch	metaphorisch
diskret	kontinuierlich
abstrakt	konkret
realistisch	impulsiv
gerichtet	frei
historisch	zeitlos
objektiv	subjektiv
ausdrücklich	stillschweigend

(Revenstorf, D., 1993, S.90, nach Springer und Deutsch (1987).

Diese ehemals starren Vorstellungen von der Arbeitsweise des Gehirns und vor allem von seinen Entwicklungsmöglichkeiten wurden in den letzen Jahren stark verändert.

„Bis vor wenigen Jahren sind Neurowissenschaftler davon ausgegangen, dass alle Vernetzungen im Gehirn genetisch programmiert sind. Es war außerhalb unserer Vorstellungskraft, dass neue Verschaltungen durch soziale Erfahrungen entstehen könnten. Der modernen Hirnforschung verdanken wir die bahnbrechende Erkenntnis, dass unser Gehirn eine Baustelle ist und sich lebenslang immer wieder umstrukturieren kann. Es gibt keine genetischen Programme, die die Hirnentwicklung in der Baby- und Kleinkindphase steuern. Genetisch wird lediglich ein Überangebot von Vernetzungsoptionen bereitgestellt. Welche davon genutzt und dann auch ausgebaut und stabilisiert werden, hängt davon ab, welche Informationen im Gehirn eintreffen." (...)

„Natürlich ist dieses Wissen nicht neu. Doch die Neurobiologen waren bis vor kurzem felsenfest davon überzeugt, dass erwachsene Nervenzellen sich nicht mehr teilen können und das Gehirn genetisch determiniert ist und sich nicht mehr verändert. Dieses starre und falsche Konzept haben die Neurobiologen selbst aufgebrochen. Endlich kommen Entwicklungspsychologen nicht mehr in Beweisnöte, weil ihre Erkenntnisse, wie prägend unsere Erfahrungen mit Gemeinschaft sind, sich mit einem plastischen Gehirn, das sich selbst organisiert, erklären lassen" (Hüther,G., 2015, S.23+24).

Klassische Hypnose

Die klassischen Verfahren gehen von einer klar hierarchischen Rollenkonstellation aus. Auf der einen Seite der „mächtige", weil Krankheit beherrschende Therapeut, auf der anderen Seite der abhängige, Hilfe suchende Patient.

Am deutlichsten wird dies bei einem der Wegbereiter der Hypnose, ABBÉ FARIA (1755-1819), der seine Probanden nur scharf fixierte und sie plötzlich anschnauzte: „Dormez! – Schlafen Sie", wodurch ca. 50% augenblicklich in Hypnose fielen (vgl. Tepperwein, K. 2005).

Vermutlich drückt sich in den klassischen Verfahren auch das Menschenbild des 18. Und 19. Jahrhunderts aus, in dem Befehl und Gehorsam eine große Rolle spielten.

Klassische Induktionen folgen einem festen Schema, bei dem der Therapeut die Instruktionen gibt und der Patient sie ausführt.
Das hat Vorteile.
Ein festgefügter Ablauf verschafft dem Therapeuten eine gewisse Sicherheit. Und die ist für eine erfolgreiche Hypnose unentbehrlich.
Viele Patienten empfinden sich als hilf- und haltlos. Sie sind oft gern bereit, die Verantwortung an einen Therapeuten abzugeben, sich seiner Führung zu überlassen und selbst nur eine passive Rolle zu übernehmen.
Bekannte Induktionsverfahren, wie die Faszinationsmethode und „Befehle" wie „Sie halten sich strikt an meine Anweisungen!", entsprechen häufig den Erwartungen der Patienten und wirken allein dadurch schon tranceverstärkend.
Aber die doch eher autoritäre Art der Hypnose hat den Nachteil, dass sie oftmals den Widerstand des Patienten weckt, der sich dann eben nicht hypnotisieren lässt.

Während Hypnotiseure klassischer Prägung dieses dann einfach der mangelnden Suggestibilität des Hypnotisanden anlasteten, führen modernere Verfahren weitaus häufiger zur Mitarbeit des Patienten.

Moderne Hypnose

Die moderne Hypnose ist geprägt von MILTON H. ERICKSON (1901 – 1980), der bei jeder Behandlung einen individuellen Zugang zum Patienten sucht. Dieser wird als Hauptperson in der therapeutischen Situation angesehen. Nicht der Patient folgt dem Therapeuten, sondern umgekehrt. Der Therapeut lässt sich von den verbalen und nonverbalen Äußerungen des Patienten leiten. Er bietet ihm lediglich Alternativen an, um ihm zu ermöglichen, seine erlernten Begrenzungen zu überwinden.
In der Praxis durchmischen sich diese beiden Richtungen.
Als Faustregel gilt: je „gläubiger" der Patient dem Hypnotiseur gegenübertritt, desto direktiver kann die Induktion stattfinden und je skeptischer er sich zeigt, umso individueller und permissiver sollte sie durchgeführt werden.

In einem Notfall sucht der Patient immer einen Halt. In diesem Fall muss der Therapeut eindeutig die Führung übernehmen und sehr klare und kurze Anweisungen geben.

HYPNOSESPRACHE

„In der Trance sind die Türen zum Unbewussten freizügig geöffnet und Worte treten ungehindert ein. Worte werden zu Bildern, Bilder setzen Assoziationen in Gang, Assoziationen bewirken Gefühle, Gefühle lösen Körperreaktionen aus, das Vegetativum reagiert mit Kaskaden von Hormonen." (Kaiser Rekkas, A. 2015, S.13).

Man muss also vorsichtig sein.
Erst einmal ist es wichtig zu wissen, dass das Unbewusste keine Verneinung kennt. Oder schaffen Sie es, jetzt einmal *nicht* an einen rosa Elefanten zu denken?
Das heißt, noch so gut gemeinte Aufforderungen wie *„Keine Angst"* oder *„Das tut überhaupt nicht weh"* hinterlassen im Unbewussten *„Angst und Weh"*. Damit ist

klar, dass Negativbegriffe wie Schmerz, Schuld, Trauer, Angst, Verzweiflung aus dem Trancevokabular gestrichen werden.

Verneinungen selbst können schon manchmal sinnvoll sein. Etwa die Frage: „*Und warum solltest du dir nicht erlauben, dich immer tiefer in diesen angenehmen Zustand der Entspannung gleiten zu lassen?*"

Da sich das Unbewusste in Bildern ausdrückt, ist es wichtig, sich für die Trancearbeit einen blumigen, bildhaften Wortschatz anzueignen. Eine gute Hilfe dabei sind orientalische Geschichten, z.B. Märchen aus 1001 Nacht.

Eine Zeit lang habe ich alle Patienten in Hypnose geduzt, nachdem mir einige Male rückgemeldet wurde, dass dies angenehmer sei. Die vorausgeschickte Frage, ob das Duzen erlaubt sei, wurde immer bejaht, von einigen Patienten allerdings erst nach kurzem Zögern. Daher bin ich bei der ersten Hypnose zum förmlichen „Sie" zurückgekehrt und duze erst auf Wunsch in den folgenden Sitzungen. Ich denke, dass das lockere „Du" eine Nähe erlaubt, die nicht immer so erwünscht ist. und dass viele Patienten diesen kleinen Schutzwall behalten möchten.

Die Verwendung der förmlicheren Anredeform bietet außerdem den Vorteil der Doppeldeutigkeit: „*Sie betrachten die Wellen, die an Land spülen und sich zurückziehen. Sie sind voller Kraft und Leben...*".

TEPPERWEIN gibt die Anleitung eines „Klassikers" folgendermaßen wieder:
1) „ Ich lasse den Patienten in einem Lehnstuhl Platz nehmen.
2) Ich fordere ihn auf, mir einige Sekunden in die Augen zu sehen, jedoch nicht länger, als eine Minute.
3) Ich sage ihm mit lauter, fester und monotoner Stimme
   a) dass alles ausgezeichnet verläuft
   b) dass seine Augen sich bereits feuchten
   c) dass seine Augenlider schwer werden
   d) dass er in den Händen und Beinen eine behagliche Wärme verspürt
4) Ich befehle dem Patienten, auf Daumen und Zeigefinger meiner linken Hand zu sehen und lasse dabei die Hand unmerklich sinken, so dass seine Augenlider der Bewegung folgen müssen.
5) Wenn sich nun seine Lider von selbst schließen, so habe ich mein Ziel erreicht.
6) Wenn nicht, so sage ich: Schließen Sie die Augen! …."

(Tepperwein, K., 2005, 4. Aufl. , S.105/106).

In moderner und permissiver Hypnosesprache könnte dieses etwa so aussehen:
1) Bitte machen Sie es sich hier auf diesem Lehnstuhl bequem – so wie in Ihrem Lieblingssessel oder auf Ihrem Sofaplatz zuhause.
2) Und wenn Sie mögen, suchen Sie sich nun einen Punkt an der Wand oder auf dem Boden, auf den Sie sich konzentrieren können, den sie eine Zeit lang anschauen können. Irgendeinen Punkt – ja. Sehr gut.
3) Mit möglichst weicher, gedämpfter und gleichmäßiger Stimme sage ich:
   a) Sie machen das sehr gut so
   b) Es kann schon sein, dass Ihre Augen nun anfangen ein wenig feucht zu werden. Das ist ganz natürlich – wie Tau auf einer Wiese.
   c) Und genau so natürlich ist es, dass Ihre Augenlider nun müde werden können. Müde, träge und schwer. So als ob Ober- und Unterlider magnetisch von einander angezogen würden.
   d) Und wenn Sie jetzt auf Daumen und Zeigefinger meiner linken Hand schauen, kann sich diese Müdigkeit in den Augenlidern verstärken, Sie können nun immer schwerer und schwerer werden immer müder und müder.
   e) Und genau, wenn es für Sie richtig ist, können Sie sie nun einfach zufallen lassen, einfach zufallen lassen. Weil es doch so viel schöner ist so. Und weil man doch so vieles so viel besser sieht mit geschlossenen Augen – ja.
   f) Und Sie können es sich nun erlauben, sich so hinein gleiten zu lassen in diesen ruhigen und behaglichen Zustand tiefer Entspannung – Ja".

Die permissivere, weichere Sprache umgeht Widerstände von Patienten, die vor der ersten Hypnose Angst haben, die Kontrolle zu verlieren. Es wird sprachlich immer wieder verdeutlicht, dass es sich um natürliche Vorgänge handelt, und dass er selbst die Regie in der Hand behält.

Auch die Homöopathie ist eine sprachgebundene Therapieform.

So stecken in vielen Wahnideen Bilder und Assoziationen – man könnte sagen negative Selbsthypnosen – in denen der Patient sich befindet. Oder, wie SANKARAN es ausdrückt: *„Wahnideen sind Geschichten, Bilder, Träume oder ganze Dramen, die sich wieder und wieder in der menschlichen Geschichte abspielen. Sie sind die Geschichten, aus denen Filme gemacht werden. Mythologie, Kunst, Roma-*

ne und Literatur sind voll von dieser Art von Erzählungen, wie eine große Sammlung menschlicher Geschichte." (Sankaran, Rajan, 2015, S.100).

Ein paar Beispiele für solche negativen Selbsthypnosen, die häufiger von Patienten geäußert werden sind:
- Wahnideen - abhängen; alles würde von ihm
- Wahnideen - allein zu sein - gehören; sie würde zu niemandem
- Wahnideen - allein zu sein - immer allein; sie sei
- Wahnideen - anerkannt, geschätzt; sie würde nicht

Oft sind gerade diese Rubriken wahlanzeigend für das gesuchte Arzneimittel.

Anwendungsmöglichkeiten

Egal mit welcher homöopathischen Methode man arbeitet, die Gemütssymptome stehen bei der Auswahl des Arzneimittels immer an erster Stelle, wie es schon SAMUEL HAHNEMANN in § 211 Organon festlegt: *„Dieß geht so weit, daß bei homöopathischer Wahl eines Heilmittels, der Gemüthszustand des Kranken oft am meisten den Ausschlag giebt, als Zeichen von bestimmter Eigenheit, welches dem genau beobachtenden Arzte unter allen am wenigsten verborgen bleiben kann."*

Dazu JAMES TYLER KENT: „Die Basis der Verordnung sind die krankhaften Veränderungen des Gemütes" (Kent, J. T., 2012, S.147).

Er präzisiert weiter:

1. „Die Liebe ist der Mittelpunkt des Menschen. Wenn sie auf Abwege gerät, ist sein Wille, sein Innerstes krank."

2. *„Als Zweites müssen wir den Intellekt des Patienten berücksichtigen, seine geistigen Fähigkeiten."*
3. *„Als Nächstes sind die Gedächtnisstörungen an der Reihe,... Die Gedächtnisstörungen sind die gewöhnlichsten Gemütssymptome."*
4. *„Nach den Gemütssymptomen sind die körperlichen Allgemeinsymptome von großer Wichtigkeit. Die körperlichen Allgemeinsymptome können nur mit Arzneien geheilt werden, die dem Gemütszustand entsprechen."*
5. *„Jetzt kommen wir zu den Lokalsymptomen. Das sind die Symptome aufgrund derer die Patienten uns aufsuchen."* (Kent, J.T., 2012, S.147- 149)

Die Kenntnis hypnotherapeutischer Verfahren kann die Arbeit des Homöopathen in vielfacher Weise erweitern und erleichtern.

Es ist nicht selten, dass der Patient schon während der Anamnese in eine leichte Trance verfällt. Besonders dann, wenn es darum geht, seinen psychischen Zustand zu erfassen oder krankheitsverursachende Gefühle aufzudecken, lässt sich dieses beobachten.

Beobachtbare Kennzeichen eines eintretenden Trancezustandes sind:

- Verlangsamung des Lidschlages
- Blässe des Gesichtes
- Sinken lassen des Kopfes
- entspannte Gesichtszüge
- leises, langsames Sprechen
- verlangsamte und vertiefte Bauchatmung
- Darmgeräusche
- verlangsamte Bewegungen, ggf. Katalepsie
  (vgl. Kaiser Rekkas, A. 1998).

Erkennt der Therapeut den sich entwickelnden, veränderten Bewusstseinszustand, so kann er ihn durch Verstärkungen und Impulse noch weiter vertiefen. Schon leichte Suggestionen wie:

- *„Halten Sie ruhig die Augen eine Zeit lang geschlossen...*
- *Bleiben Sie jetzt ganz bei sich...*
- *Warten wir einfach ein bisschen..."*

reichen oft aus, um verdrängte Inhalte ins Bewusstsein zu holen. Ebenfalls sehr erfolgversprechend ist es ein paar Minuten zu schweigen.
Häufig tauchen dann gerade die unbewussten Themen des Patienten auf, die sein momentanes Leiden auslösten.

Auch RAJAN SANKARAN geht so vor, wenn er, um die Empfindungen einer Patientin zu ermitteln, die vom Gefühl des *„Gefangenseins"* spricht, sie folgendermaßen ermuntert: *„Lassen Sie uns mal etwas versuchen. Schließen Sie die Augen und gehen Sie in die Erfahrung dieses „Gefangenseins". Erzählen Sie mir, was dabei hoch kommt. Erleben Sie es. Denken Sie nicht darüber nach. Benutzen Sie nicht Ihren Verstand, schalten Sie ihn ab und spüren Sie einfach nur."* (Sankaran, R. 2015, S.146).

Besonders intensiv nutzt die Quellenhomöopathie die Technik der freien Assoziation von SIGMUND FREUD. Die Patienten werden ermutigt, Bilder und Gedankenverbindungen zu ihren jeweiligen Beschwerden hervorzubringen und schließlich das heilende Arzneimittel selbst zu benennen. (Vgl. Schlingensiepen, I. Brüsch, A. 2014).

Therapeuten, die Erfahrungen mit Selbsthypnose haben, können diese auch in der Anamnese nutzen. Gerade bei Patienten, die nicht viel reden, ist es oft von großem Nutzen, selbst kurz in leichte Trance zu gehen. Man kann so durchaus die gleiche Wellenlänge des Patienten empfinden und herausfinden, ob die Sprachlosigkeit des Gegenübers Ausdruck von Angst, Wut, Zorn, Verzweiflung oder etwas ganz anderem ist.

ERICKSON setzt eigene Trance gezielt ein, um wichtige Spuren zu verfolgen: *„Wenn sich eine entscheidende Frage bei einem Patienten ergeben hat, und ich will keine einzige Spur übersehen, dann gehe ich in Trance"* (Erickson, M, Rossi, E. 1977/1995, S.173, zit. nach Kaiser Rekkas, 2009, S.23).
Dazu gehört allerdings schon einige Übung, denn die Trance darf keinesfalls zu tief sein und muss sich schnell beenden lassen (s. Selbsthypnose). Außerdem gibt es

schon beim Erstkontakt die Möglichkeit, Vorbehalte gegenüber der Hypnose, aber auch gegenüber der Homöopathie zu nutzen, um die Therapeuten-Patienten-Beziehung zu intensivieren (s. Utilisation).

Im Verlauf der homöopathischen Therapie kann man in Krisensituationen hypnotherapeutische Hilfestellung leisten. (Erst)Verschlimmerungen, aber auch das Auftauchen alter Symptome können beim Patienten den Wunsch aufkommen lassen, die Therapie abzubrechen. Ihnen durch solche „Tiefs" zu helfen, ist hypnotherapeutisch sehr gut möglich, noch bevor sich die positiven Auswirkungen der Homöopathie zeigen.

Zudem können die unangenehmen und schmerzhaften Gefühle, die während einer homöopathischen Behandlung hervorbrechen können, hypnotherapeutisch so bearbeitet werden, dass der Patient die Praxis optimistisch gestimmt verlässt.

Der Patient erlebt während einer Hypnose intensiv, dass sich der Therapeut völlig auf ihn einstellt, während er selbst eine sehr tiefe Entspannung genießen kann. Dadurch stellt sich leicht das Gefühl ein, sehr viel zu bekommen. Sehr oft höre ich z.B. nach einer Hypnose den Satz: *„Das war ja wie ein Kurzurlaub!"* - Etwas, was man sich gönnt, was gut tut. Im Gegensatz dazu wird eine homöopathische Anamnese manchmal als anstrengend oder aufwühlend empfunden. Nicht selten sind Patienten durchaus abgeneigt, schmerzhafte Themen zu berühren. Dies kann sogar zum Abbruch der Therapie führen. Besonders dann, wenn der Patient noch kein rechtes Vertrauen in die Wirksamkeit der „kleinen Kügelchen" entwickelt hat.

Auch wenn die Wirkung eines Simillimums sofort einsetzen kann – sie wird so nicht vom Patienten erwartet. Die wohltuende, tiefe Entspannung in der Hypnose wird hingegen fast immer sofort als heilsam akzeptiert, und eine positive Erwartungshaltung der gesamten Therapie gegenüber verfestigt sich.

Eine Hypnose bedeutet immer ein sehr intensives Erleben für alle Beteiligten. Das Gefühl, gemeinsam eine bedeutsame Wegstrecke gemeistert zu haben, verstärkt die Verbindung zwischen Patient und Therapeut.

Auf der anderen Seite lassen sich die Hypnotisierbarkeit und die Reaktionsmuster des Patienten registrieren und homöopathisch verwerten z.B. mit den Rubriken:

- Antworten - langsam
- Beeindruckbar, leicht zu beeinflussen
- Delirium - Lippen, als würde er sprechen; bewegt die
- Furcht - Bewußtlosigkeit; vor
- Gedächtnis - gut, aktiv
- Gesten, Gebärden; macht - langsam
- Gesten, Gebärden; macht - lebhaft
- Ideen, Einfälle - Mangel an
- Ideen, Einfälle - Reichtum an, Klarheit des Geistes
- Konzentration - schwierig
- Magnetisiert - leicht zu magnetisieren
- Magnetisiert - Verlangen magnetisiert zu werden
- Phantasien - lebhaft
- Schnell im Handeln
- Sprache – langsam
- Zweifelt - skeptisch

Der Blick des homöopathischen Therapeuten richtet sich fast automatisch auf die krankhaften Veränderungen von Psyche und Physis. Hypnotherapeuten suchen aber immer auch nach den Ressourcen des jeweiligen Patienten. Deren Kenntnis wiederum lässt sich häufig für die Arzneimittelfindung nutzen, z.B. mit folgenden Rubriken:

- **Begabt, talentiert - Kinder**
  chin. sulph.
- **Freiheit - tun, was er tun muß; bemerkenswerte Freiheit zu**
  ara-maca. banis-c. hippoc-k. kola op. ozone temp.
- **Kunst - Talent zur**
  ambr. bell. carc. chin. euph. falco-pe. med. nat-c. nat-s. nit-ac. phos. plb-act. sil. staph. sulph. *Tub.*
- **Gemüt - Probiert alles**
  bell. tub.
- **Redegewandt**
  cann-i. cann-s. lachn. op.

- **Gemüt - Schreiben - Talent zum flüssigen Schreiben**
  irid-met. op.

Weitere Rubriken im Anhang.

Der Blick auf die Ressourcen des Patienten ergibt auch ein umfassenderes Bild seiner Persönlichkeit und seines momentanen Zustandes. Dies kann zu einer größeren Präzision bei der Arzneimittelauswahl führen.

Und schließlich gibt es die Möglichkeit, mit Hypnose gezielt nach unbewussten Krankheitsursachen zu forschen (s. Suchhypnose mittels ideomotorischer Fingerzeige).

HYPNOSE IN NOTFÄLLEN

Ein ganz großes Plus der Hypnose ist ihre Einsatzmöglichkeit in Notfällen. Natürlich ist es günstig, wenn das geeignete homöopathische Arzneimittel sofort erkannt und verabreicht werden kann. Viele Homöopathen haben eine kleine Notfallapotheke ständig dabei. Hypnose kann auch hier die Wirkung verstärken und beschleunigen.

Aber auch wenn das benötigte Arzneimittel gerade nicht zur Verfügung steht – die Stimme, das Instrument, mit dem der Therapeut helfen kann, ist normalerweise immer verfügbar.

Von unschätzbarem Wert sind Kenntnisse über Hypnose in der Wartezeit auf einen Notarztwagen. Viele Patienten berichten, dass ihnen in einer solchen Situation die Minuten wie Stunden vorkamen. Dieses kann man durch geeignete Suggestionen wirksam verkürzen.

Ein Patient in einer Notfallsituation befindet sich ohnehin in einem hypnoiden Zustand. Damit erübrigt sich eine formale Induktion. Was wir aber brauchen, ist die Erlaubnis, tätig zu werden. Diese kann man sich mit der folgenden Frage holen: *„Ich bin.............. (Name und Beruf: Arzt, Therapeut, Homöopath) und ich kann Ihnen helfen. Werden Sie tun, was ich sage?"* Wird diese Frage bejaht, können wir sofort beginnen.

Zunächst mit direkten Suggestionen zur Sicherheit z.B.: *„Sie sind jetzt in Sicherheit und es wird alles für Sie getan. Überlassen Sie alles Weitere mir. Sie können nun die Augen schließen und sich ganz auf Ihre Atmung konzentrieren. Sie atmen tief und ruhig, tief und ruhig* (ggf. mehrmals wiederholen). *Bei jedem Ausatmen lassen Sie noch mehr los.*

Nun können Sie Ihre Gedanken zu einem Ort schweifen lassen, an dem es Ihnen richtig gut geht. So ein Wohlfühlort, an dem Sie sich wohlig warm fühlen können, ganz geborgen und entspannt, und auch irgendwie leicht. Wohlig warm fühlen, ganz geborgen und entspannt, und auch irgendwie leicht... Bitte nicken Sie kurz mit dem Kopf, wenn Sie diesen Ort, Ihren eigenen Wohlfühlort, erreicht haben. Wohlig warm, ganz geborgen und entspannt, und auch irgendwie leicht..." (Pause).

Wenn kein Nicken innerhalb von ca. 5 Minuten erfolgt, nochmals ausgiebig mit der Atmung beschäftigen lassen, bis festgestellt werden kann, dass überwiegend Bauchatmung erfolgt.

Ist dann ein Nicken zu sehen, kann man fortfahren: *„Gut. – Bleiben Sie nun an diesem wundervollen Wohlfühlort – und lassen Sie ihn immer deutlicher werden: Wie sieht er aus? – Was für Farben gibt es dort? – Falls Sie dort etwas stört – schicken Sie es weg. – Und falls Ihnen etwas fehlt – holen Sie es heran. Statten Sie diesen Ort ganz so aus, dass er für Sie perfekt ist. Auch alles, was Sie hören – nehmen Sie genau wahr. Was gibt es dort für Geräusche? – Musik vielleicht? – Oder Meeresrauschen? – Oder eine ganz wohlige Stille? – Lassen Sie das ganz deutlich werden - und genießen Sie es. Und schicken Sie alles, was stören könnte weit fort..."*
(Auf Entspannungszeichen achten – Bauchatmung).

„Sehr gut. Und wie riecht es an Ihrem Wohlfühlort? – Blumig oder nach Meer? – Oder einfach nur ganz vertraut und normal? – Lassen Sie auch diese angenehmen Gerüche immer stärker und stärker werden – und schicken Sie alles Störende fort.

Bleiben Sie nun einfach an diesem wundervollen Ort, an Ihrem eigenen Wohlfühlort, solange es für Sie gut ist..." (vgl. Ewin, 2011).

> **Wichtig** – besonders in Notfallsituationen sind Begriffe, die mit negativen Gefühlen verbunden sind, tabu. Also Angst, Schmerz, Gefahr, Kälte, Brennen, furchtbar, schrecklich usw. werden <u>nicht</u> erwähnt. Sie wirken allzu schnell als Nocebos. Stattdessen geht es ausschließlich um Sicherheit, Geborgenheit, Wärme, Leichtigkeit, Ruhe, Gelassenheit und dgl..

Homöopathen kommen häufiger in die Situation, auch am Telefon beraten oder sogar behandeln zu müssen. Wenn der Patient selbst über einen kleinen Arzneimittelschatz verfügt, ist dies oft auch sehr gut möglich.

Bei Patienten, mit denen man bereits hypnotherapeutisch gearbeitet hat, kann man darüber hinaus telefonische Trancearbeit leisten. So ist z.B. das Hinführen zum persönlichen Wohlfühlort immer eine gute Möglichkeit, *nach* der homöopathischen Arbeit Ruhe und Entspannung in die womöglich aufgewühlten Gefühle zu bringen.

Auch wenn keine homöopathischen Arzneimittel zur Verfügung stehen, kann der Therapeut so sinnvoll intervenieren.

Voraussetzungen

Eine offene, akzeptierende Haltung den Patienten gegenüber, sowie eine geschulte Beobachtungsgabe sind wohl die wichtigsten Voraussetzungen für erfolgreiche Hypnosearbeit. Der Therapeut sollte in der Lage sein, kleinste Bewegungen, z.B.

der Lider oder der Finger, sowie Veränderungen der Atemfrequenz und der Hautfarbe zu bemerken und in seine Arbeit mit einzubeziehen.

Hinzu sollte eine gute Konzentrationsfähigkeit kommen, denn während der Trance ist jedes Wort von gesteigerter Bedeutung. Gedankliches Abschweifen während der Induktion kann bereits zum Verlust des Rapports führen und damit die Hypnose empfindlich stören.

Ein ausgeprägtes Sprachempfinden und ein gewisses Maß an Kreativität und Phantasie sind auf jeden Fall vorteilhaft, ebenso die Fähigkeit, selbst schnell in Trance zu gehen.

Auch stimmliche Qualitäten sind sehr nützlich. Therapeuten mit Gesangserfahrung oder Sprachausbildung haben große Vorteile. Dabei sollte man sich bewusst sein, dass die Stimme sehr viel Auskunft über die Stimmung des Therapeuten gibt und sich auch nur sehr schwer kontrollieren lässt. Denn: *„Als Zuhörer vertrauen wir immer dem Informationskanal, der sich am schwierigsten maskieren lässt. Andere Menschen mit der Stimme über die eigene Laune hinwegzutäuschen, gelingt allenfalls Profisprechern und guten Schauspielern"* (Schmidt, W., Segeberger Zeitung, 15.10. 2015).
Daher ist es enorm wichtig, immer wieder die eigene Authentizität zu überprüfen. Und schließlich gehört ein gesundes Selbstbewusstsein dazu. Die besttrainierte Tranceinduktion nutzt wenig, wenn Stimme und Haltung des Therapeuten Unsicherheit ausstrahlen. Der Patient gibt in der Trance einen großen Teil seiner Kontrollmöglichkeiten an den Therapeuten ab. Er kann das nur, wenn dieser als Gesamtperson Vertrauenswürdigkeit und Sicherheit vermittelt.

Für den Therapeuten bedeutet das auch, dass er sich immer wieder selbstkritisch wahrnimmt und überprüft, ob er von dem, was er vermittelt, auch selbst überzeugt ist. Allzu leicht schleichen sich Vorurteile oder Eitelkeiten ein, die den therapeutischen Prozess behindern können.

Und schließlich sollte er eine gewisse Sympathie für den Patienten aufbringen. Eine Abwehrhaltung wird sich immer in irgendeiner Form äußern und dann negativ auswirken. In einem solchen Fall sollte man den Patienten lieber an einen anderen Therapeuten verweisen.

Grenzen

Hypnose kann begleitend zu nahezu jeder Art von Erkrankung eingesetzt werden. Allein die positiven physiologischen Auswirkungen der damit verbundenen Entspannung, macht sie zu einem sehr wertvollen Instrument.

Aber natürlich gibt es auch Grenzen.
Diese sind immer auch die Grenzen des Therapeuten, seiner Fähigkeiten, seiner Kreativität und seiner Erfahrungen.

Einige Autoren sehen bei einigen Erkrankungen Hypnose als kontraindiziert an.
„Situationen in denen Hypnose nicht angewandt werden darf: Schizophrenie, Epilepsie, endogene Psychosen, Altersschwachsinn." (Tepperwein, K., 2005, S.267).
Die Befürchtung, dass eine Hypnose bei einem psychotischen Patienten einen weiteren Schub auslösen kann, ließ sich jedoch nicht verifizieren (vgl. Kossak, 1997).
Es empfiehlt sich aber, bei Patienten, die in psychiatrischer oder psychotherapeutischer Behandlung sind, den Kontakt zum behandelnden Therapeuten zu suchen. Liegen Hinweise auf eine Schizophrenie vor, die der Patient am Telefon möglicherweise nicht erwähnt hat, sollte man besondere Vorsicht walten lassen.

Die Frage, wann man mit Hypnose ausdauernd heilt, und wann sie nur eine kompensatorische oder palliative Wirkung erzielt, lässt sich nur am Einzelfall klären. Eine echte Unterdrückung wie sie durch allopathische Medikamente, aber auch durch alternativmedizinische Maßnahmen entstehen können, habe ich zwar noch nicht erlebt, ist aber denkbar. Vor allem dann, wenn durch die Hypnose nur das Symptom z.B. Hautjucken, beseitigt wird, ohne den dahinterliegenden Konflikt, z.B. Stress am Arbeitsplatz-, zu bearbeiten. Einfache Suggestionen von Kühle oder Taubheit können durchaus ein Symptom verschwinden lassen, ohne dass sich der Bezugsrahmen des Patienten erweitern ließ, oder er seine Ressourcen aktivieren konnte. Oft wird dergleichen sogar von Patienten gefordert *("Ich will hier nicht lange reden, beamen Sie mir mein Problem weg.")*

In solchen Fällen muss zunächst mehr Aufklärungsarbeit geleistet werden.

Bei der Beurteilung eines Krankheitsverlaufes haben Homöopathen den Vorteil, sich nach der HERING'SCHEN Regel richten zu können: „Bei einer echten Heilung verschwinden die Symptome fortschreitend:
- von oben nach unten
- von innen nach außen
- in der umgekehrten Reihenfolge ihres Auftretens". (Kent, J.T., 1996, S.21).

Sie vereinfacht die Einschätzung der aktuellen Situation des Patienten.

PRAXIS

Der Homöopath kann sich den Einstieg in die Hypnose-Arbeit erleichtern, indem er mit Patienten beginnt, die in besonderem Maße dafür geeignet sind. Die folgenden Gemütsrubriken geben dafür Hinweise:

- **Magnetisiert - leicht zu magnetisieren**
  caust. cypra-eg. lac-f. lach. phasco-ci. phos. sep.
- **Magnetisiert - Verlangen magnetisiert zu werden**
  CALC. calc-sil. cupr. lac-del. *Lach.* limen-b-c. nat-c. PHOS. podo. polys. SIL. *Spong.*

Rubriken, die erhöhte Suggestibilität anzeigen:

- **Beeindrucken, empfänglich für Eindrücke; leicht zu**
  am-c. ambr. ant-c. *Ars.* aur. aur-m. bar-c. CALC. calc-p. *Canth.* CARC. CAUST. *Chin.* CIC. COCC. coff. con. croc. cypra-eg. dulc. ferr. GELS. graph. hep. ign. IOD. kali-p. lach. lyc. *Nat-c. Nat-m.* nit-ac. nitro-o. *Nux-v.* phos. plat. positr. PULS. rosm. sel. sep. *Sil. Staph.* sulph. *Symph.* tarent. teucr. *Thuj.* tritic-vg. TUB. vanil. *Verat.* viol-o. *Zinc.*
- **Beeindruckbar, leicht zu beeinflussen**
  am-c. bar-c. bar-p. calc. cypra-eg. kali-p. symph. vanil.
- **Beeinflußbar**
  Arg-n. Phos.
- **Empfindlich - geistige Eindrücke; gegen**
  asar. dulc. gaert. nat-m. nux-v. phos. plat. SPONG. *Tritic-vg. Vanil.* zinc.
- **Leichtgläubig**
  arg-n. bar-c. *Bell. Puls.* staph.
- **Naiv, leichtgläubig**
  arg-n. arizon-l. *Bell.* bov. chin. *Cic.* falco-pe. hyos. ignis-alc. nat-c. *Phos.* stram. sulph. vanil. VERAT.

Wenn also z.B. ein Phophorus-, ein Calcium- oder ein Siliceapatient den Wunsch nach Hypnose äußert, kann man recht sicher sein, dass die Induktion gelingt.

Meist ebenfalls sehr leicht hypnotisierbar sind Menschen, mit meditativen Vorerfahrungen, also mit Yoga, Qi-gong, Autogenem Training oder Ähnlichem.

Für welche Art der Induktion man sich entscheidet, hängt – neben persönlichen Vorlieben – auch von der Haltung des Patienten ab.

Bei skeptischen oder sehr ängstlichen Patienten sind die Methoden von ERICKSON unübertroffen, klassische Verfahren sind für vertrauens- und erwartungsvolle Patienten oft der schnellste Weg in die Trance.

Das Vorbereitungsgespräch

Hier geht es zunächst darum herauszufinden, mit welchen Vorstellungen und Erfahrungen der Patient zu uns kommt und natürlich darum, eine tragende Vertrauensbasis zu schaffen. Viele Hypnose-Anwärter kennen ein paar Phänomene aus Showveranstaltungen oder der Sensationspresse. Sie kommen mit überzogenen Erwartungen begleitet von massiven Ängsten zu uns.

Patienten, die einen jahrelangen Leidensweg hinter sich haben, häufig auch Kuraufenthalte in psychosomatischen Kliniken, können die Meinung pflegen, dass mit einer Hypnose ihr Problem „weggezaubert" wird. Diese Haltung können wir einerseits nutzen, um den Therapiebeginn optimistisch zu gestalten, andererseits müssen wir behutsam dämpfen. Im Ausdruck Patient (lat. patiens - duldend) liegt es bereits: Etwas Geduld ist schon nötig, um auch diese Therapie erfolgreich werden zu lassen.

Homöopathen haben einen besonderen Blick auf Patienten, gilt es doch den gesamten Menschen in seiner Individualität zu erfassen. Noch einmal §6 des Organon: *„Der vorurtheillose Beobachter, - die Nichtigkeit übersinnlicher Ergrübelungen kennend, die sich in der Erfahrung nicht nachweisen lassen, - nimmt, auch wenn er der scharfsinnigste ist, an jeder einzelnen Krankheit nichts, als äußerlich durch die Sinne erkennbare Veränderungen im Befinden des Leibes und der Seele, Krankheitszeichen, Zufälle, Symptome wahr, das ist, Abweichungen vom gesunden, ehemaligen Zustande des jetzt Kranken, die dieser selbst fühlt, die die Umstehenden an ihm wahrnehmen, und die der Arzt an ihm beobachtet. Alle diese wahrnehmbaren Zeichen repräsentiren die Krankheit in ihrem ganzen Umfange, das ist, sie bilden zusammen die wahre und einzig denkbare Gestalt der Krankheit."* (Hahnemann, S., 1996, S.91).

Die Fähigkeit der Beobachtung wird in jeder Anamnese geschärft und ist auch im Vorgespräch zur Hypnose von großem Nutzen.

Schon beim Erstkontakt ist der Patient in einem Zustand erhöhter Aufmerksamkeit und alles, was der Therapeut sagt, ist von enormer Wichtigkeit. Dies gilt insbesondere für Negativaussagen. Diese können eine sehr unerwünschte „self-fullfilling-prophecy" auslösen, die spätere Bemühungen erschweren, wenn nicht gar zunichte machen können.
So z.B. kann der leicht hingeworfenen Satz: *„Ihr Blutdruck ist ja wirklich katastrophal!"* dazu führen, dass der Patient in der Folge verstärkt auf seinen Blutdruck achtet, wobei ihm dabei jedes Mal das Wort *„Katastrophe"* einfällt. Die natürliche Reaktion auf eine Katastrophe ist aber eine Erhöhung des Blutdruckes, und der Therapeut muss sich so einiges einfallen lassen, um diese falsche Weichenstellung zu korrigieren.

Auch wenn der Patient zunächst nur an Hypnose interessiert ist, erfahren wir im Vorgespräch schon vieles, das sich eventuell später homöopathisch nutzen lässt. Seine Erwartungen, seine Vorbehalte und Ängste ebenso wie seine Körpersprache liefern bereits wertvolle Hinweise auf den, homöopathisch immer wichtigen, Gemütszustand.

Um den notwendigen Rapport aufzubauen, sollte gerade auf mögliche Ängste ausgiebig eingegangen werden.
Besonders häufig ist die Angst, in der Hypnose Dinge „auszuplaudern", die der Patient eigentlich lieber für sich behalten möchte. Viele Patienten reagieren daher

erleichtert, wenn ihnen erklärt wird, dass sie in Hypnose sprechen können, aber nur, wenn sie es wollen. Dass sie immer die Kontrolle behalten werden, geschützt durch ihr Unbewusstes.

Um die Größe und damit auch die Macht des Unbewussten darzustellen, lege ich meinen Patienten eine kleine Zeichnung vor und erkläre, dass Schätzungen zufolge nur ca. 20% aller unserer Handlungen vom Wachbewusstsein gesteuert werden, der Rest vom Unbewussten. Solange beide Systeme zusammenarbeiten, läuft alles perfekt. Wenn sie aber einmal in Konflikt miteinander geraten, weil das Unbewusste etwas nicht mehr Sinnvolles abgespeichert hat, so kämpfen 20% gegen 80%. Ein schwieriges Unterfangen.

Sehr einleuchten wird es für viele Übergewichtige, die genau wissen (=Wachbewusstsein), dass der Genuss von Schokolade (Eis, Torte, Chips...) ihren Wunsch, Gewicht zu reduzieren, sabotiert, die es aber irgendwie (=Unbewusstes) nicht schaffen, den Konsum solcher Genussmittel einzuschränken.

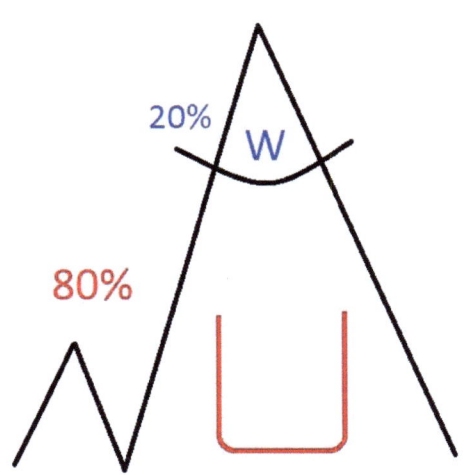

Induktionen

Um einen Patienten in einen Trancezustand zu führen, ist es notwendig, seine Wahrnehmung immer mehr einzuengen und schließlich auf sein inneres Erleben zu fokussieren. Von den zahlreichen Methoden sind hier die aufgeführt, die am häufigsten eingesetzt werden.

Bei sehr aufgeregten Patienten hat es sich bewährt, zunächst mit einer kurzen Anspannungs-Entspannungs-Übung zu beginnen. Sie basiert auf der „Progressiven Muskelrelaxation" nach JACOBSON, einer Methode, die die gewünschte Entspannung durch vorgeschaltete körperliche Anspannung erreicht.

„Ich merke, dass Sie ein bisschen aufgeregt sind. Das ist ganz natürlich vor der ersten Hypnose.
Ich glaube, wir bauen erst einmal etwas Spannung ab. Bitte machen Sie folgendes (Sehr bestimmt gesprochen): *Augen zu! – Kopf auf die Brust! – Fäuste ballen! – Ellbogen an den Köper! – Bauch einziehen! – Po zusammenpressen! – Knie zusammenpressen! – Füße zusammenpressen! – Zehen krallen! – mehr! – stärker! – noch mehr! – Und:* (in die Hände klatschen)*: Loslassen! –*
Und noch einmal: Augen zu! .....
Und ein drittes Mal: …..
Ist doch gleich ganz anders, nicht wahr?" (Vgl. Vetter, 2014).

Anschließend kann mit der eigentlichen Induktion begonnen werden.

Ich setze bei meinen Hypnosen fast immer Musik ein. Das erleichtert die Induktion, denn es suggeriert zweierlei: Erstens, dass es jetzt um etwas Neues geht und zweitens, dass man sich nun, nach der womöglich anstrengenden Anamnese, entspannen *darf.*

Für mich selbst bietet Entspannungsmusik einen Taktgeber, der dafür sorgt, dass ich nicht zu schnell spreche und einen Zeitrahmen, den ich mir für eine Hypnose setze. Spätestens wenn die Musik zu Ende ist, weiß ich, dass es nun Zeit wird, den Patienten langsam in das wache Leben zurückzuführen.

Ob eine Induktion eher auf die klassische Art und Weise oder eher permissiv durchgeführt wird, hängt außer von der Vorliebe des Therapeuten stark von den Erwartungen und der Haltung des Patienten ab.

FIXATIONSMETHODE

Bei dieser Methode wird ein glänzender Gegenstand dem Patienten in etwa 20 cm Entfernung vor die Augen gehalten. Im Prinzip kann das jeder gewöhnliche Gegenstand sein. Man sollte aber etwas auswählen, das der Patient nicht häufiger sieht, wie z.B. eine Kugelschreiberspitze. Sehr empfindliche Patienten könnten später im Alltag beim Anblick eines Kugelschreibers in eine Spontantrance geraten. Das ist nicht immer passend, vielleicht sogar gefährlich.

Der Patient wird gebeten diesen glänzenden Gegenstand zu fixieren. Dazu werden etwa folgende Suggestionen gegeben: *"Bitte schauen Sie einfach mal auf diese Kugel (Ring etc.). Einfach nur anschauen. Und konzentrieren Sie sich voll darauf. Alles andere wird unwichtig, völlig nebensächlich, ganz egal...*

Und es ist auch ganz egal, ob Ihr Blick diese Kugel durchbohrt oder umfasst und dass Ihre Augenlider nun schon langsam müde werden können. Müde, träge und schwer... immer müder, immer träger immer schwerer..."

Lidschluss.

Falls noch kein Lidschluss erfolgt, die Suggestionen wiederholen und ergänzen:

"Und Ihre Augenlider werden sich nicht eher schließen als es für Sie richtig ist und sich gut anfühlt."

Oder

„Und jetzt oder später können sich Ihre Augenlider schließen – weil es einfach schöner ist – weil man doch so vieles so viel besser sieht mit geschlossenen Augen" (permissiv)

oder

„und jetzt (Fingerschnipsen) schließen Sie Ihre Augenlider, lassen sich sinken, schwebend treiben, ganz von allein Und Sie können es nun einfach genießen, nur da zu sein. Nichts mehr wollen, nichts mehr sollen, nichts mehr müssen - einfach da sein, ganz Sie selbst" (autoritär – lenkend).

Wichtig ist es auch, dabei jede Beobachtung zu kommentieren z.B.:

- Die Pupillen erweitern sich:
  „Sie sehen diese Kugel (oder einen anderen glänzenden Gegenstand) jetzt immer verschwommener."
- Die Bindehaut wirkt trocken:
  „Ihre Augen beginnen leicht zu brennen und Sie möchten blinzeln."
- Die Lider vibrieren:
  „Ihre Augenlider werden nun müde. Müde träge und schwer."
- Ein tiefer Atemzug:
  „Die tiefe Atmung zeigt, dass Sie nun bereit sind, alles loszulassen und mit jedem Ausatmen noch tiefer zu entspannen."
- Der Magen knurrt:
  „Das leichte Magenknurren zeigt an, dass Sie nun schon ganz tief entspannt sind, so dass Ihr Verdauungssystem beginnen kann, zu arbeiten. Ebenso, wie Ihr Unbewusstes nun schon die Arbeit aufgenommen hat"

Diese Rückmeldungen vertiefen die Konzentration des Patienten auf sein inneres Erleben und erleichtern das Hineingleiten in die Trance.

VERBALE INDUKTION BEGLEITET VON „MESMERISCHEN PASSES"

Manche Patienten schließen die Augen, sobald sie es sich auf der Liege bequem gemacht haben. Da ist es ausreichend, nur mit Sprache und ggf. Musik zu arbeiten:

„Nun lassen Sie Ihre Gedanken einfach kommen und gehen wie die Wolken am Himmel.
Sie kennen das gut: die Wolken ziehen herbei – verweilen einen Moment lang über Ihnen – ziehen weiter – und lösen sich auf wie Rauch im Wind – und so ist es auch mit Ihren Gedanken: die kommen herbei – verweilen einen Moment bei Ihnen – ziehen weiter – und lösen sich auf wie Rauch im Wind und werden immer gleichgültiger, immer nebensächlicher, ganz egal...
Und Sie spüren nun schon, wie Sie immer ruhiger werden, wie Ihr Atem ganz ruhig und ganz gleichmäßig wird und auch Ihr Puls ganz ruhig, ganz gleichmäßig.
Und vielleicht spüren Sie nun diese angenehme Welle der Wärme, die dann von Ihren Schultern ausgehen kann, die sich weiterziehen kann über Oberarme und Oberkörper – Unterarme und Unterkörper – flutend, strömend wohlig warm können jetzt auch die Oberschenkel werden, die Knie, die Unterschenkel.... flutend, strömend, wohlig warm – jetzt auch die Füße. – Es ist so schön."

Begleitend dazu werden die Handinnenflächen des Therapeuten im Abstand von etwa zehn cm von den Schultern aus über den Körper bis zu den Füßen geführt. Dann werden die Hände ausgeschüttelt, um überschüssige Energie abzuleiten (vgl. Thetter, R. 1951).
Diese „mesmerischen passes" erhöhen die Achtsamkeit des Therapeuten und seine Hinwendung zum Patienten. Sie führen auch zu einer Vertiefung der Trance.

„Und ganz genauso kann sich nun eine Welle ganz angenehmer, leichter Schwere durch Ihren Körper ziehen. So schön warm und so schön schwer die Schultern. So schön warm und so schön schwer die Oberarme und der Oberkörper – die Unterarme und der Unterkörper – flutend, strömend wohlig warm und so schön angenehm schwer werden jetzt auch die Oberschenkel, die Knie, die Unterschenkel – flutend, strömend wohlig warm und so schön angenehm schwer werden jetzt auch die Füße. – Es ist so schön..."

Hierbei werden die mesmerischen „passes" wiederholt.

„Und ganz genauso zieht sich nun eine Welle sehr tiefer Entspannung durch Ihren ganzen Körper: Die Stirn wird glatt, die Augenlider liegen leicht auf, die Wangen, der Mund, das Kinn – ganz tief entspannt und locker und leicht, wie auch der Hals und der Nacken und nun auch die Schultern, die zudem so schön warm sind und so angenehm schwer. Genau wie die Oberarme und der Oberkörper, die Unterarme und der Unterkörper. Ganz tief entspannt, so schön wohlig warm und so angenehm schwer sind jetzt auch die Oberschenkel, die Knie, die Unterschenkel. Ganz tief entspannt, so schön wohlig warm und so angenehm schwer sind jetzt auch die Füße. – Es ist so schön."

Ein drittes Mal wird gleichzeitig mesmerisiert.

„Und in dieser tiefen Entspannung, in dieser wundervollen Harmonie erholt sich Ihr ganzes Ich. Ihr Körper, Ihre Seele, Ihr Geist." –

FASZINATIONSMETHODE

Diese Methode gehört eher zu den klassischen Induktionen, und viele Patienten erwarten einen „hypnotisierenden Blick" des Hypnotiseurs. Ich lernte sie in einem Seminar von HANS-WERNER EGELING.

Hierbei sitzen sich Therapeut und Patient gegenüber. Während der Therapeut die Hände des Patienten etwa in Schulterhöhe leicht hält, wird dieser gebeten, starr in *ein* Auge des Therapeuten zu blicken.

Dazu werden folgende Suggestionen gegeben:

„Sie schauen nun in mein rechtes (oder linkes) Auge. Sie konzentrieren sich voll darauf – alles andere wird völlig nebensächlich und egal.

Und es ist ganz klar, dass man immer nur einen Gegenstand genau beobachten kann während zahlreiche Dinge, die auch noch da sind, zurücktreten und kaum mehr wahrgenommen werden.
Nun merken Sie, wie Ihre Augenlider müde werden. Müde, träge und schwer. Ebenso wie Ihre Arme, die nun meine Hände sanft nach unten drücken. Auch Ihre Arme werden immer müder, immer schwerer.

(Dabei verringert der Therapeut sehr langsam und vorsichtig den Halt der Hände, lässt also seine eigenen Hände ebenfalls langsam nach unten sinken).

Und Ihre Augenlider werden sich nicht eher vollständig schließen, bis Ihre Hände die Oberschenkel berühren.
Jetzt, da Ihre Hände Ihre Oberschenkel berühren, lassen Sie sich in eine tiefe Trance sinken.
Nicht mehr wollen – nichts mehr sollen – nichts mehr müssen. Einfach nur da sein in diesem tiefen, wundervollen Zustand." –

Anschließend können Suggestionen von Wärme, Schwere und tiefer Entspannung gegeben werden – ggf. mit mesmerischen Strichen (s. Fixationsmethode).

Es ist auch möglich, die Wahrnehmungsverzerrungen zu beschreiben, die sich nach einiger Zeit des Starrens bei Patient *und* Therapeut bemerkbar machen. Dabei sollte eine Gesichtshälfte des Therapeuten stärker ausgeleuchtet sein, um den Effekt zu erhöhen. Der Therapeut beschreibt dabei die Veränderungen, die er selbst wahrnimmt:

„Während Sie nun immer weiter in mein linkes oder rechtes Auge sehen, kann es sein, dass mein Gesicht anfängt, sich zu verändern. Manche Bereiche werden heller, andere dunkler – manche Konturen werden schärfer, andere verschwimmen. Vielleicht sieht die linke Gesichtshälfte schon ganz anders aus als die rechte – oder das ganze Gesicht ändert sich und sieht plötzlich anders aus als ich – alles kann sich mehr und mehr verändern... Wie auch der ganze Raum immer mehr im Nebel verschwimmt, undeutlicher und unwichtiger wird."

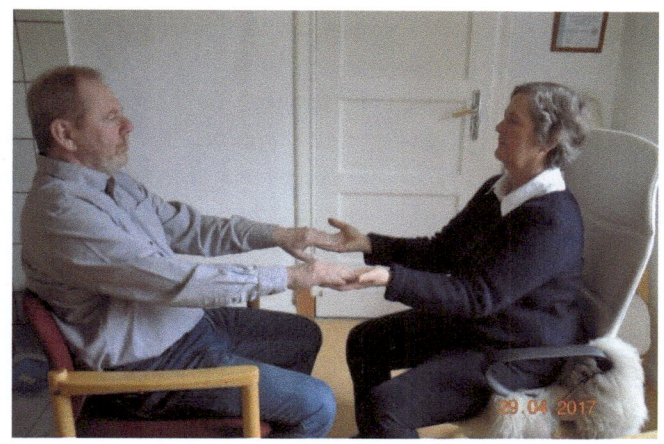

(Foto: W. Vetter)

Um möglichst ähnliche Wahrnehmungseffekte zu produzieren, sollte der Therapeut sein Blickverhalten dem des Patienten anpassen, also etwa blinzeln oder kurz die Augen schließen, wenn sein Gegenüber es tut. (vgl. Bongartz, W. u.B.,2000).

AUGENROLLMETHODE

Hierbei werden die Augenmuskeln zunächst angespannt. Die anschließend auftretende Entspannung wird vertieft.

„Bitte Schließen Sie die Augenlider – gut.
Und jetzt lassen Sie Ihre Augen linksherum wandern, während Ihre Lider so gut wie möglich geschlossen bleiben. Einmal herum. – Gut. – Noch einmal. – Und noch einmal. Sehr schön.
Und jetzt das Ganze anders herum. – Gut. – Und noch einmal. – Und noch einmal. – Sehr schön.

Es ist ganz natürlich, dass Ihre Augen sich nun müde anfühlen, müde träge und schwer, und dass Sie es nun genießen können, einfach die Lider geschlossen zu lassen, und diese sanfte, angenehme Müdigkeit durch den Körper fluten zu lassen. So eine wohlige Müdigkeit, wie nach einem langen, entspannenden Spaziergang. Vielleicht erinnern Sie sich daran, wie sie einmal in freundlicher Natur lange umhergestreift sind und sich anschließend so richtig schön behaglich ausruhen konnten. Mit diesem gemütlichen, leichten Schweregefühl und dieser wohligen Wärme im Körper. Ja.
So, dass alles Äußere ganz unwichtig wird, völlig nebensächlich und egal. Und jedes Geräusch, das jetzt noch von außen an Ihr Ohr dringt, führt Sie nur noch tiefer in diese wundervolle Entspannung, die Sie so genießen.
Und Sie können jetzt noch einmal überprüfen, wie sich Ihr Körper anfühlt, ob alles so richtig und bequem ist, wie Sie es haben wollen."

Die Augenrollmethode ist besonders gut für die Selbsthypnose geeignet.
Durch die Fokussierung auf die Augen kann sie außerdem eine gute Hilfe bei leichten Einschlafstörungen sein. Insbesondere dann, wenn sich immer wiederkehrende Gedanken nicht verscheuchen lassen wollen.

FARBKONTRASTMETHODE

Diese Methode nutzt die Tatsache, dass das menschliche Auge bei längerem betrachten einer Farbe, deren Komplementärfarbe wahrnimmt. Ein völlig natürlicher Vorgang, der vom Patienten aber gern als Bestätigung dafür akzeptiert wird, dass er nun in Hypnose ist.
Man benötigt dazu ein kleines Stück weißen Karton, auf dem sich nebeneinander und nur durch einen schmalen Streifen getrennt, ein gelbes und ein blaues Rechteck, oder eine andere Figur befindet.
Die Tafel sollte gut beleuchtet sein, damit die Effekte deutlich hervortreten können.

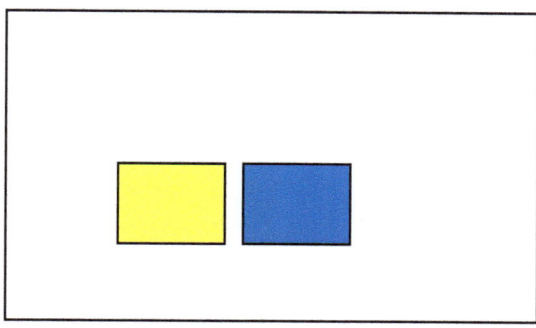

Weitere Farbkontrasttafeln im Anhang.

Wenn der Therapeut eine zweite Farbkontrasttafel vor Augen hat, kann er die Wahrnehmungsphänomene, die bei ihm auftreten, parallel wiedergeben. Das verleiht der Stimme eine größere Sicherheit.

Der Patient wird gebeten, die kleine Karte mit dem ausgestreckten rechten Arm vor die Augen zu halten – etwas höher als es bequem ist. Dann soll er ausdauernd auf die beiden Rechtecke sehen. Die folgenden Veränderungen der Wahrnehmung werden angekündigt. Auch wenn dem Patienten bewusst ist, dass es sich um normale, biologische Prozesse handelt, werden dadurch fast immer positive Haltungen verstärkt.

Dazu werden folgende Suggestionen gegeben: *„Wenn Sie nun eine Zeit lang auf diese Rechtecke gesehen haben und noch weiter sehen, werden Sie irgendwann feststellen, dass sich da etwas verändert. Zunächst nehmen Sie noch etwas von der Umgebung wahr. Dann verschwindet diese mehr und mehr.*
Und Sie werden feststellen, dass die Grenzen, die die Rechtecke umgeben, immer mehr verschwimmen, immer unschärfer werden.
Ein gelber Streifen kann zwischen gelben und blauem Rechteck auftauchen und ebenso ein blauer Streifen.
Manchmal erscheint da ein drittes Rechteck in blau oder in gelb, oder die beiden wechseln sich ab, und eins der drei Rechtecke kann plötzlich grün werden.

Oder Sie sehen um das blaue Rechteck einen hellen erst gelblichen, dann grünen Rand.
Und nur Sie wissen, welche Veränderungen Sie jetzt am stärksten überraschen.
Lassen Sie sich Zeit, alles genau wahrzunehmen.
Es ist ganz interessant, all dieses zu verfolgen, während gleichzeitig Ihre Atmung ruhiger wird, genau wie Ihr Puls.
Dabei ist es ganz klar, dass diese Betrachtung für Ihre Augen sehr anstrengend ist. Sehr anstrengend – ja. – So, dass Ihre Augenlider nun müde werden, <u>Sie</u> werden müde, träge und schwer. Genau wie Ihr Arm immer müder, immer träger und immer schwerer wird. Und warum sollten Sie es sich nicht erlauben, Ihre Augenlider und Ihren Arm sinken zu lassen. Einfach sinken lassen, ganz entspannt."

(Augenschluss)

„Vielleicht bemerken Sie auch das kleine Geräusch, das entsteht, wenn das Kärtchen zu Boden fällt – ein kleines Signal, noch tiefer in Hypnose zu gehen, noch mehr zu genießen, ganz entspannt, ganz locker und gelöst. Gut." – (vgl. Bongartz, 2000).

ZÄHLMETHODE

Auch diese Methode wird sehr häufig angewandt. Dabei hilft auch die Vorstellung einer Treppe, die herauf oder hinab geschritten werden kann. Ich benutze dazu gern das Bild einer Treppe mit sechs Stufen, wobei die Zahl sechs wegen ihrer Doppelbedeutung besonders geeignet ist, die Aufmerksamkeit des Patienten zu gewinnen.

„Ich bitte Sie nun, sich eine kleinen Treppe vorzustellen – eine kleine Treppe mit sechs Stufen. Lass dieses Bild nun immer deutlicher werden – und wenn ich Ihnen nun die Stufen dieser Treppe langsam vorzähle – können Sie sich mit jeder Stufe lässt ein bisschen tiefer sinken lassen – ganz entspannt – während Ihre Augenlider

immer schwerer und müder werden – ganz von allein – bis Sie sie schließlich einfach zufallen lassen:
„sechs *– tiefer und tiefer – und Ihre Augenlider werden schwer*
fünf *– immer weiter und weiter – und Ihre Augenlider werden müde*
vier *– immer ruhiger – und Ihre Augenlider sind schwer*
drei *– immer entspannter – und Ihre Augenlider sind müde*
zwei *– tiefer und tiefer und Ihre Augenlider sind müde und schwer*
eins *– und Sie können Ihre Augenlider nun zufallen lassen und umschalten von außen nach innen."*

UTILISATION

„Auch aus Steinen, die einem in den Weg gelegt werden, kann man etwas Schönes bauen" (Johann Wolfgang von Goethe).

Utilisation beschreibt die Nutzung des Patientenverhaltens zu therapeutischen Zwecken. Das setzt eine sorgfältige Anamnese voraus, in der die Lebenserfahrungen, das Wissen und die Fähigkeiten des Patienten ermittelt werden. Wo liegen seine Ressourcen? Wie geht er mit seinen Problemen um? Mit welchen Maßnahmen hat er Erfolg?
Es setzt auch voraus, dass das jeweilige Verhalten bedingungslos anerkannt und respektiert wird. Es wird einfach als Material betrachtet, aus dem sich etwas machen lässt. Es geht also hierbei nicht nur um eine Induktionsmethode, sondern darüber hinaus um ein Verfahren, mit dem man in verschiedenen Situationen sinnvoll reagieren kann.
„Die Patienten haben Probleme aufgrund gelernter Beschränkungen. Sie sind in geistigen Einstellungen, Bezugsrahmen und Glaubenssystemen gefangen, die es ihnen nicht gestatten, ihre eigenen Potentiale benutzen zu lernen." (Erickson, M, Rossi, L. 2010, S.14).
An diese Potenziale kann man in der Trance herankommen.

Die Ressourcen des Patienten werden genutzt und aktiviert, um ihn auf Veränderungen hin zu orientieren, um Autonomie und gedankliche Freiheit wiederherzustellen.

ERICKSON war in der Lage, nahezu jedes Verhalten eines Patienten zu utilisieren, d.h. für eine Tranceinduktion, Vertiefung oder therapeutische Intervention nutzbar zu machen. In seinen Büchern finden sich zahlreiche Beispiele dazu.

Dazu eines aus seiner Praxis: *„Ein Zahnarzt, und mehrere seiner Kollegen, hatten wiederholt und erfolglos versucht, seine Frau zu hypnotisieren. Jedesmal, erzählte sie, sei sie „starr vor Angst geworden, so dass ich mich nicht bewegen konnte, und dann begann ich zu weinen. Ich konnte einfach nichts von dem tun, wozu sie mich aufforderten. Ich konnte mich nicht entspannen, ich konnte keine Handlevitation machen. Ich konnte nicht meine Augen schließen; das einzige, was ich konnte, war vor Angst verrückt zu werden und zu weinen."*

ERICKSON benutzte einen naturalistischen Ansatz unter Verwendung des „Synergismus". Ihre Situation wurde für die Patientin in den folgenden Worten zusammengefasst: *„Sie möchten, dass in Zusammenhang mit ihrer Zahnbehandlung eine Hypnose angewandt wird. Ihr Mann und seine Kollegen möchten dasselbe, aber sooft auch eine Hypnose versucht wurde, es ist keine Trance zustande gekommen. Sie wurden starr vor Angst und Sie weinten. Es würde genügen, wenn Sie starr würden, ohne zu weinen. Jetzt wollen Sie nötigenfalls von mir psychiatrisch behandelt werden, aber ich glaube nicht, dass es notwendig sein wird. Ich werde Sie vielmehr bloß in eine Trance versetzen, damit Ihre Zahnbehandlung unter Hypnose stattfinden kann."*

Sie antwortete: *„ Aber ich werde wieder starr vor Angst werden und weinen."*

ERICKSON antwortete Ihr: *„Nein, Sie werden zuerst starr werden. Das ist das erst, was Sie tun müssen, und zwar jetzt gleich. Werden Sie immer starrer und steifer, Ihre Arme, Ihre Beine, Ihr Rumpf, Ihr Hals – völlig starr – noch starrer, als Sie es bei Ihrem Mann waren.
Schließen Sie jetzt die Augen und lassen Sie Ihre Lider starr werden, so starr, dass Sie sie nicht öffnen können."*

Ihre Reaktionen waren überaus zufriedenstellend.

„*Als nächstes müssen Sie vor Angst verrückt werden und weinen. Natürlich haben Sie keine Lust, das zu tun, aber Sie müssen es tun, weil Sie es gelernt haben, aber tun Sie es noch nicht sofort.*"

„Es wäre viel leichter, einen tiefen Atemzug zu machen, und mich ganz zu entspannen und tief zu schlafen."

„*Warum versuchen Sie das nicht, statt vor Angst verrückt zu werden und zu weinen?*"
Sie reagierte sofort und erstaunlich gut auf diese alternative Suggestion.
Die nächste Suggestion lautete: „*Natürlich können Sie fortfahren, immer tiefer und tiefer im Trance-Zustand zu schlafen und sich zu entspannen und wohl zu fühlen. Aber falls Sie es wünschen können Sie jederzeit wieder starr und verrückt vor Angst werden und weinen. Aber vielleicht werden Sie jetzt, wo Sie wissen, wie man das macht, vorziehen, sich weiterhin in der Trance wohl zu fühlen, so dass jede zahnärztliche oder ärztliche Behandlung, die Sie benötigen, in angenehmer Weise vorgenommen werden kann.*"
Anschließend wurde eine einfache posthypnotische Suggestion ausgesprochen, um die Induktion künftiger Trance-Zustände zu ermöglichen." (Erickson, M., Rossi, L. 2010, S. 109 – 110).

Hier wird deutlich, wie durch die Aufforderung, das bekannte und gefürchtete Verhalten zu produzieren, eine Trance eingeleitet wird, und anschließend dieses Verhalten verändert wird.
In meiner Praxis nutze ich am häufigsten das Hauptproblem des Patienten, um eine durch Fixation eingeleitete Trance zu vertiefen.
Beispiel:
Der Patient befindet sich nach der Induktion in einer nur leichten Trance. Das kann man auch daran erkennen, dass der Lidschluss willkürlich erfolgt, dass die Augenlider sanft zufallen (unwillkürlicher Lidschluss zeigt sich durch typisches Zucken der Augenlider).
Aus der Anamnese weiß ich, dass er ein Problem „nicht aus seinem Kopf bekommt".

Utilisation: *„Und es mag sein, dass das Problem, über das wir gesprochen haben, auch jetzt immer wieder auftaucht, wie eine Wespe, die man verscheuchen möchte, die aber doch immer wieder stört. Wenn das so ist, bitte ich Sie, einmal kurz zu nicken."*

Kurzes Nicken.

„Danke. – So ist es.

Aber heute ist alles anders, und so kommt es, dass immer, wenn dieser Gedanke auftaucht, Sie sich ganz automatisch und wie von selbst ein bisschen tiefer sinken lassen Dass sich Ihre Atmung vertieft, und Sie immer ruhiger werden. Mit jedem Gedanken an Ihr Problem immer ruhiger, immer entspannter. Immer ruhiger, immer entspannter. (Pause) – Gut.

Und wenn Sie so ruhig und entspannt geworden sind, dass Sie sich nun auf den Weg zu deinem eigenen kleinen Traumplatz machen, können Sie nochmals kurz nicken."

Wenn Nicken –

„Sehr schön! Und ob Sie diesen Gedanken nun mitnehmen wollen, oder ob Sie ihn fortschicken ist ganz egal. Denn an Ihrem Traumplatz finden Sie Ruhe, Entspannung und Erholung in tiefer Sicherheit und Geborgenheit." –

Wenn keine Reaktion oder Kopfschütteln –

„Dann erinnern Sie sich daran, wie es auf einer Schaukel ist. Vielleicht mochten Sie das als Kind. So - höher und höher schaukeln und immer noch ein bisschen höher. Bis irgendwann hoch oben – in Ihrem Bauch – so ein komisches Gefühl auftauchte. Ein Kribbeln – unbehaglich und ein bisschen ängstlich. Und vielleicht wissen Sie auch noch, was Sie damals gemacht haben: Nämlich nichts. – Einfach nichts. Vielleicht war Ihnen dann zwei bis drei Schaukelbewegungen immer noch so komisch zumute. Aber dann wurden die Bewegungen ruhiger, und das Schaukeln verlor nach und nach an Höhe, wurde weniger und weniger – weniger und weniger. Auch das komische Gefühl in Ihrem Bauch verschwand nach und nach. Und schließlich

fühlte es sich wieder ganz normal an. Ein paar Mal noch hin und her schwingen, dann war es genug, und Sie gingen zu anderen Spielgeräten.

Und Sie hatten irgendwie etwas Wichtiges gelernt.

So können Sie sich jetzt noch ein bisschen tiefer sinken lassen. Tiefer und tiefer. Gut."

Vertiefungen

Anders als viele Patienten meinen, besteht kein direkter Zusammenhang zwischen der Hypnosetiefe und den Erfolgsaussichten der Hypnotherapie. Interventionen, bei denen der Patient aufgefordert wird zu sprechen – z.B. um seinen Traumort zu beschreiben – erfolgen zwangsläufig in nur leichter Trance.

Trotzdem ist eine Vertiefung oft sinnvoll. Zum einen, um durch die tiefere Entspannung die Hypnose zu einem intensiven Erlebnis werden zu lassen und zum anderen, um den Placebo-Effekt zu verstärken *(„wenn ich soo tief weg war – dann muss das ja etwas bringen.")*.

Bei einer nur leichten Trance kommt es oft noch zu Körperbewegungen oder unaufgefordertem Sprechen. Es besteht ein etwas unregelmäßiger Wechsel von Bauch- und Flankenatmung.

Als Vertiefungen bieten sich verbale Suggestionen von Wärme, Schwere und tiefer Entspannung an, die Kombination mit der Zählmethode oder mesmerische Striche. Auch das Aufsuchen eines „eigenen kleinen Traumplatzes", an dem der Patient sich rundherum wohlfühlt, kann gut zur Festigung der Trance genutzt werden. Man kann sich schon im Vorgespräch nach einem solchen „Traumplatz" erkundigen und dann ausformulieren. Da meine Praxis in Norddeutschland liegt, geben Patienten häufig einen ruhigen Platz am Meer an.

Bei der Ausformulierung hat es sich bewährt, alle fünf Sinne anzusprechen, um die Situation möglichst plastisch werden zu lassen. Ein Erinnerungskürzel dazu ist:

V – visuell	du siehst	
A – auditiv	du hörst	
K – kinästhetisch	du fühlst	
O – olkaktorisch	du riechst	
G – gustatorisch	du schmeckst	(vgl. Egeling, P. u. H.-W. 2015).

Im Folgenden eine Vertiefung, die den Patienten zu seinem Traumplatz am Meer führt, kombiniert mit einer Zählmethode:

„Und es kann jetzt sein wie in einem Traum: Auf einer kleinen Düne zu stehen – hinaus aufs weite Meer zu schauen – ein schönes Meer – in den Farben, wie Sie es lieben. Und Sie spüren die warme Sommersonne auf der Haut und einen ganz leichten, leisen Seewind in den Haaren und im Gesicht – riechen und schmecken diese angenehmen Meeresluft – so nach Salz und Tang – und nach der Feuchtigkeit in der Luft – das leise Wellenrauschen ist so angenehm für Ihre Ohren, wie das Schreien der Möwen und das Flattern der Wimpel, die hier und da zu sehen sind.

Nun gehen Sie einen kleinen Weg hinunter zum Strand – Schritt für Schritt – immer tiefer und tiefer – kommen jetzt an einer kleinen Treppe an – eine kleine Treppe mit sechs Stufen. Und ich zähle die Stufen dieser Treppe langsam vor – und mit jeder Stufe lassen Sie dich noch ein bisschen tiefer sinken – schwebend treiben – ganz von allein:

sechs *– tiefer und tiefer*
fünf *– immer weiter und weiter*
vier *– immer ruhiger*
drei *– immer entspannter*
zwei *– tiefer und tiefer*
eins *– und das Tor Ihres Unbewussten öffnet sich weit.*

Wie auf dem Grund deines Tiefenselbst sind Sie nun unten am Strand angekommen. Ein Plätzchen, wie geschaffen für Sie. Hier machen Sie es sich nun so richtig bequem – Sie finden alles, was Sie dafür brauchen. Sie holen heran, was Ihnen noch fehlt und schicken fort, was Sie noch stört. Sie machen es sich so richtig bequem, bis Sie sich, ganz sicher und geborgen fühlen, wohlig warm, tief entspannt und von so einer ganz angenehmen, leichten Schwere erfüllt."

Vertiefend wirkt es immer auch, wenn der Therapeut ebenfalls in eine leichte Trance geht.

Kommunikation in Hypnose

In der klassischen Hypnose ist die Kommunikation einfach: Der Hypnotiseur gibt die Befehle, der Patient bzw. sein Unbewusstes führt sie aus.

Anders ist es bei moderneren Formen der Hypnose. Hier sind Aktionen des Hypnotisanden eine erwünschte Vorbedingung für die gemeinsame Arbeit.

So kann man immer wieder den in Trance befindlichen Patienten einladen, zu erzählen, was ihm gerade begegnet. Die Suggestion: *„Und wenn Sie möchten, können Sie jetzt ganz leicht erzählen, was Sie gerade bewegt"*, führt meist direkt zur ungefilterten Wiedergabe, des gerade aufgetauchten Problemfeldes. Wenn es darum geht, die Hypermnesie in Hypnose zu nutzen, ist dies eine schnelle Methode.
Ein Nachteil dabei ist, dass die Aktivierung des Sprachzentrums die Trancetiefe verringert. So muss danach zunächst erst wieder die Trance vertieft werden, indem z.B. der „Traumplatz" aufgesucht wird.

IDEOMOTORIK

„Unter Ideomotorik versteht man, dass das Wahrnehmen oder sogar Vorstellen von Bewegungen bereits minimale Mitbewegungen des relevanten Körperteils bewirkt." (Kossak, 1997, S. 236).

Unwillentliche Bewegungen oder Starre „wie von selbst" können bei den meisten Patienten ohne weiteres hervorgerufen werden. Sei es durch die autoritäre, direkte Suggestion: *„Ihre Augen sind ganz fest geschlossen. So fest, dass Sie sie nicht mehr öffnen können."* Oder auch durch das Aktivieren einer Vorstellung: *„Es kann schon sein, dass Ihre linke (oder rechte) Hand anfängt sich immer leichter zu fühlen. Immer leichter und leichter. Als ob an ihrem Handgelenk ein paar Luftballons gebunden sind, die Ihre Hand nach oben ziehen. Leichter und leichter...."*

Das Erlebnis ideomotorischer Bewegungen führt immer zu einer Trancevertiefung und ist für den Patienten von großer Suggestionskraft. Suggeriert werden:

- Ich bin tatsächlich *richtig* in Hypnose.
- Wenn es möglich ist, dass meine Hand/Finger o.ä. sich ganz von allein bewegt, dann sind auch andere Dinge ganz von allein möglich.
- Ich muss nichts wollen, damit etwas geschieht.

DIE HAND/ARMLEVITATION

Das Erlebnis der Hand- oder der Armlevitation ist immer sehr beeindruckend – sowohl für den Patienten als auch für den Therapeuten. Dieser sollte darauf achtgeben, dass er eine gelungene Levitation nicht seiner eigenen psychischen Kraft zuschreibt. Er sollte sich bewusst bleiben, dass alles, was geschieht, vom Patienten ausgeht, und der Therapeut nur die Hilfen gibt.

Homöopathen haben den Vorteil, dass sie über das verordnete Arzneimittel die Bereitschaft des Patienten, sich der Führung des Therapeuten zu überlassen, einschätzen können. Für die ersten Versuche mit Levitation kann man sich daher jemanden aussuchen, dessen verordnetes Arzneimittel sich *nicht* in den folgenden beiden Rubriken befindet:

- **Selbstkontrolle - erhöht**
  ars. aur. calc. carc. chir-fl. foll. haliae-lc. kali-c. lyc. mosch. nat-br. nat-c. nat-m. nat-s. petr-ra. sal-al. sep. sil. stram.
- **Gefühle, Emotionen, Gemütsbewegungen - beherrscht; vom Verstand, Intellekt**
  kali-c. lyc. nat-m. nit-ac. plb. *Tritic-vg.* valer. *Viol-o.* zinc.

Einfacher geht es mit Patienten, deren passendes Arzneimittel sich in der folgenden Rubrik findet:

- **Magnetisiert - leicht zu magnetisieren**
  caust. cypra-eg. lac-f. lach. phasco-ci. phos. sep.

Im Folgenden ein Beispiel einer Armlevitation, wie ich sie häufig in meiner Praxis durchführe. Der jeweilige Patient befindet sich dabei auf einer Liege, sodass ich hauptsächlich den rechten Arm sehen kann.
Nach der Induktion vertiefe ich die Trance durch Suggestionen von Wärme, Schwere und tiefer Entspannung. Dabei lässt sich bereits ein Gefühl der Leichtigkeit für die Arme hervorrufen: *„Je wärmer der Oberkörper, desto leichter die Arme – je schwerer die Beine desto leichter die Arme etc.."*
Einige Patienten reagieren bereits darauf mit leichtem Zucken der Finger oder der Hände. Anschließend geht es zunächst darum, Starre und Spannung in den Arm zu bekommen: *„Sie können sich nun einmal einspüren in Ihren rechten Arm, der nun irgendwie starr und steif wird, so wie ein großer Ast eines mächtigen Baumes. Starr und steif und dabei doch immer leichter und leichter. Leichter und leichter. Eine leichte Starre, eine starre Leichtigkeit. Und wir beobachten nun einfach mal, was Ihr Arm so macht, der immer starrer und dabei immer leichter wird. So als ob ein mächtiger Wind diesen Ast nach oben drückt – immer höher und höher."*

Sobald auch nur die winzigsten Bewegungen des Armes auftauchen, wird sofort verstärkend kommentiert: *„Das kleine Zucken des Daumens zeigt bereits, dass der Arm nun höher steigen will immer höher und höher, höher und höher."*
Die *Kommentierung* wird fortgesetzt, bis sich der Arm in der Senkrechten befindet: *„Immer leichter und leichter wird der Arm und ganz von allein steigt er höher und höher – leichter und höher – und bald wird er nun die Senkrechte erreicht haben – ja da ist es – der Moment indem der Kontakt zum Unbewussten am größten ist."*
Für mich der Augenblick, in dem ich das Unbewusste des Patienten zur Mitarbeit auffordere: *„Und wir bitten nun Ihr Unbewusstes alles aus dem Weg zu räumen, was ihrer Heilung im Wege steht. Alles, was hinderlich ist, was stört oder blockiert – Ihr Unbewusstes kann nun aufräumen, sortieren, organisieren. In dem Maße, in dem es diese Arbeit erledigt, wird sich Ihr Arm nun langsam wieder absenken."*
Auch dieses wird wieder kommentierend begleitet: *„Ihr Unbewusstes arbeitet – gut und effizient – räumt auf – klärt – rückt zurecht – gut. –*
Bald wird Ihre Hand die Liege wieder erreicht haben und sich Ihr Arm ablegen. Dann ist alle Arbeit getan, die heute zu tun war."

Nach einer Erholungsphase kann dann wieder in den Wachzustand zurückgeführt werden.

DIE ARBEIT MIT IDEOMOTORISCHEN FINGERZEIGEN

Ideomotorische Bewegungen lassen sich vielfältig einsetzen. Der Therapeut kann sich z.B. durch Fingerzeige rückmelden lassen, ob der Patient seinen Suggestionen folgen konnte. Das ist für die meisten Patienten angenehmer als zu reden, da es oftmals in der Trance zu Mundtrockenheit kommt. Natürlich kann man sich eine Bestätigung auch durch die Aufforderung, mit dem Kopf zu nicken holen, aber die Bitte, abzuwarten, bis sich der „Ja-Finger" von allein bewegt, suggeriert eben auch eine gute Hypnosetiefe.

In der homöopathischen Praxis ist die Suche nach der Causa wohl die wichtigste Einsatzmöglichkeit. Dazu benötigt man Fingersignale, die einmal festgelegt werden, und die in jeder weiteren Hypnosesitzung wieder aktiviert werden können.
Diese Installation, z.B. rechter Zeigefinger für >Ja<, rechter, kleiner Finger für >Nein< kann sowohl im Wach- als auch im Trancezustand vorgenommen werden.

Folgendes Vorgehen hat sich dabei bewährt: Der Patient wird zunächst durch eine der üblichen Induktionen in eine leichte Trance versetzt. Soll diese noch durch Suggestionen von Wärme, Schwere und tiefer Entspannung vertieft werden, ist darauf zu achten, dass die Arme und Hände davon ausgenommen werden.
Stattdessen sollte ein Gefühl der Leichtigkeit hervorgerufen werden: *„Und während Ihr Körper sich in eine gelöste und tiefe Entspannung begibt, sich wohlig warm und angenehm schwer anfühlt, werden Ihre Arme und Hände wohltuend leicht. Leicht und fest zugleich.*
Und ich frage Ihr Unbewusstes, welcher Finger Ihrer rechten (oder linken) Hand unsere Fragen mit >JA< beantworten wird."

Der rechte Zeigefinger zuckt leicht.
„Danke. Ihr rechter Zeigefinger wird unsere Fragen mit >JA< beantworten.
Und welcher Finger wird sich bewegen, um unsere Fragen mit >NEIN< zu beantworten?"
Der rechte kleine Finger zuckt.
„Danke – der kleine Finger."

Anschließend werden ein paar allgemeine Fragen gestellt:
- *„Fühlen Sie sich wohl hier?*
- *Ist Ihr Unbewusstes bereit?*
- *Können wir heute nach neuen Wegen suchen? - oder*
- *Ist es in Ordnung, heute nach der Ursache Ihres Problems zu suchen?"-*

Wenn diese Fragen bejaht werden, hat man eine gute Grundlage für die weitere Arbeit. Wenn das Unbewusste des Patienten weder mit >JA< noch mit >Nein< antworten möchte, bewegen sich meist beide Finger, oder man erhält keine Reaktion. Wer genauer arbeiten möchte, kann ein drittes Fingersignal für >ich weiß nicht< oder für >ich möchte nicht antworten< installieren.

In den meisten Fällen sind Fingersignale leicht zu erhalten, aber ab und zu zeigt sich keine Reaktion – dann ist es ratsam, den Patienten zu bitten, kurz zu nicken oder den Kopf zu schütteln.

Eine besondere Herausforderung stellen für den Homöopathen Patienten dar, die aus verschiedenen Gründen nicht viel reden wollen oder können. Gemütssymptome sind kaum zu erfassen – die Anamnese bleibt unergiebig. Natürlich gibt es auch für dieses Verhalten Rubriken wie:

- Abscheu - Sprechen; gegen
- Angesprochen zu werden - Abneigung
- Antworten - einsilbig
- Antworten - gefragt wird; antwortet nicht, wenn er
- Antworten - weigert sich zu antworten
- Autismus
- Geheimnistuerisch, verschlossen
- Gespräche - agg.
- Gleichgültigkeit, Apathie - schweigsam; und
- Gleichgültigkeit, Apathie - still
- Kurz angebunden
- Mürrisch - schweigsam
- Reizbarkeit, Gereiztheit - gefragt wird; wenn er
- Reizbarkeit, Gereiztheit - Gespräche, durch
- Schweigsam - Traurigkeit; bei
- Stilles Wesen
- Traurigkeit - schweigsam
- Zorn - gefragt wird; wenn er etwas
- Zorn - Schweigsamkeit; mit
- Zurückhaltend, reserviert

Wichtige Rubriken, aber doch selten ausreichend, um ein gutes Simile zu finden.

Gerade stille Patienten stehen einer Hypnose oft sehr positiv gegenüber, *weil* sie dabei nicht reden müssen. Dies kann man nutzen, um sie in Kontakt mit ihren

Gefühlen zu bringen, und diese ins Bewusstsein zu holen. Die ausgelösten „Aha-Erlebnisse" lassen sich anschließend oft auch mit Patienten, die eher zurückhaltend sind, besprechen.

Nach der Induktion und Hinführung zum „eigenen kleinen Traumplatz" kann man etwa folgendermaßen fortfahren:
„Sie können nun eine Zeitlang die sprachlose Stille Ihres Traumplatzes genießen – die wohlig-warme Sicherheit und Geborgenheit – die tiefe Entspannung – den freien, auch wortfreien Raum, der nur Ihnen zugänglich ist. Und je selbstverständlicher Ihnen dies alles wird, umso leichter lösen sich Bilder, Szenen– vielleicht sogar kleine Filme aus dem Urgrund Ihres Tiefenselbst und ziehen an Ihrem inneren Auge vorbei. Und in dieser tiefen Sicherheit und Geborgenheit können Sie das einfach zulassen, es einfach geschehen lassen – warten wir ein paar Augenblicke..... (zwei bis drei Min. schweigen). Und wenn ein Bild, eine Szene, ein Film sich einstellen mag, kann mir ein Finger Ihrer rechten Hand – der Ja-Finger – ein kleines Zeichen geben."
FZ: Ja.
„Schön. Und es ist völlig egal, ob es eine wichtige oder unwichtige Szene ist. Hauptsache ist, dass Sie ganz wortlos dieses Bild empfinden können."

Wenn kein FZ: *„Dann können Sie vielleicht kurz nicken, oder den Kopf schütteln."*

Die Bilder, die der Patient hervorgebracht hat, sind für ihn oft so überraschend, dass er oft gern darüber reden möchte. Fast immer enthalten sie Themen, die von besonderer Bedeutung sind und welche zu wichtigen Gemütsrubriken führen.

EXPLORATION VERBORGENER KONFLIKTE

Wenn ein Homöopath merkt, dass ein Patient an einer bestimmten Stelle „abblockt", gilt es zunächst sich der eigenen Gefühle bewusst zu werden. Ist die offene, akzeptierende Haltung weiterhin vorhanden, oder wird diese womöglich durch Ärger über den unwilligen, die Arbeit erschwerenden Patienten, getrübt? Mancher mag sich auch gekränkt und abgelehnt fühlen, verstimmt über das zurückgewiesene Hilfsangebot.

Es wird leichter damit umzugehen, wenn man sich ins Gedächtnis ruft, dass fortgeschrittene Krankheitszustände ein extremes Ausmaß angenommen haben können. Es kann für den Betroffenen bereits eine Riesenüberwindung und eine gewaltige Anstrengung bedeuten, auch nur zum Telefonhörer zu greifen. Dies sollte man auf jeden Fall anerkennen.

Anschließend gibt es zwei Möglichkeiten. Zum einen kann man den momentanen Gemütszustand erfassen, z.B. mit den folgenden Rubriken:

- Antworten - ausweichend
- Gefühle, Emotionen, Gemütsbewegungen - beherrscht; vom Verstand, Intellekt
- Geheimnistuerisch, verschlossen
- Geheimnistuerisch, verschlossen - Enthüllung; Furcht vor
- Geziertheit, Affektiertheit
- Schweigsam - Krankheiten oder Verletzungen; spricht ungern über
- Schweigsam - Leiden sprechen; möchte nicht über sein
- Schweigsam - Traurigkeit; bei
- Verstecken – sich
- Verstecken - sich - Furcht, aufgrund von
- Zurückhaltend, reserviert

Das führt oft schon zu einem guten Simile.

Oder aber er macht sich auf die Suche nach verborgenen, ggf. unbewussten Konflikten und Motiven.

Voraussetzung für eine gelungene Exploration ist eine Haltung, die den Patienten so, wie er nun gerade ist, akzeptiert:
„... einer der wichtigsten Punkte ist zu erkennen, wenn ihr Patient etwas verbirgt, dann tut er es aus einem sehr guten Grund und es empfiehlt sich, diese Tatsache zu respektieren." (Erickson, M. 2010, S. 401).

Im Vordergrund sollte also Respekt und Achtung des Patienten stehen, sowie das intensive Interesse an gerade diesem Menschen.

Das bedeutet nicht, dass man ihm seine Geheimnisse einfach belässt, sie können ihn ja unter Umständen quälen. Es geht mehr darum, in einem geschützten Raum und in einer geschützten Zeit dem Unbewussten Türen zu öffnen und den Handlungsspielraum desjenigen, der gerade in seiner Sprachlosigkeit feststeckt, zu erweitern.

Sogar manifestes Schweigen lässt sich therapeutisch nutzen, wie ERICKSON in einem Beispiel ausführt: *„Ich sehe keinen Grund, warum man es einem Patienten verübeln sollte, dass er eine ganze Stunde lang ruhig dasitzt. Dagegen ist es Zeitverschwendung Ihrerseits, wenn Sie diese Zeit nicht für Ihren Patienten nutzen.*

Sie müssen nicht besonders viel sagen, nur das: ‚Lassen Sie Ihr Unbewusstes arbeiten, während ihre Augen im Sprechzimmer umherwandern, während Sie diesen oder jenen Buchtitel bemerken, während Sie den Teppich betrachten, während Sie über mich hinwegsehen und während Sie Geräuschen von außen lauschen.'
Was geschieht dabei? Das Unbewusste des Patienten beginnt, auf Ihre Suggestionen zu reagieren und Sie entdecken, dass diese Stunde bewussten Schweigens genutzt wurde zur Vorbereitung zukünftiger hypnotischer Trance, vielleicht schon in der nächsten Sitzung." (Erickson, M., Rossi, E. 2011, S. 30/31).

Außerdem wird der Patient überrascht von dem unerwarteten Verhalten des Therapeuten. Überraschung ist immer eine gute Möglichkeit, die Aufmerksamkeit und schließlich die Mitarbeit des Patienten zu gewinnen.

Auch dieses kann man gleich für weitere Suggestionen nutzen, um den Patienten vorsichtig zu aktivieren z. B. folgendermaßen:

- *„Ihr Unbewusstes hat Sie hier hergeführt, weil es bereits auf der Suche ist.* (Wertschätzung der bereits erfolgten Mitarbeit.)

- *Hier in diesem Raum, der jetzt nur für Sie da ist, in dieser Zeit, die allein Ihnen gehört, kann es nun ganz unbemerkt seine Suche intensivieren.* (Betonung der Sicherheit und der Besonderheit der momentanen Situation.)

- *Ihr unbewegtes Gesicht (das Wandern Ihrer Augen) zeigt bereits, dass Ihr Unbewusstes auf der Suche ist.*
  (Utilisation von Beobachtungen.)

- *Je langsamer Ihre Atemzüge werden, umso intensiver kann sich Ihr Unbewusstes mit wichtigen Themen befassen.*
  (Langsamere Atmung ist ein deutliches Entspannungszeichen, man kann nun davon ausgehen, dass eine leichte Trance einsetzt.)

- *Ihre Atmung vertieft sich – das zeigt an, dass Ihr Unbewusstes seine Arbeit intensiviert.*
  (Verstärkung.)

- *Und da können nun Bilder in Ihnen aufsteigen – Bilder von Ereignissen, die Sie vielleicht längst vergessen haben mögen – Bilder, die eine Bedeutung haben können.*
  (Heranführen an behandlungsrelevante Themen.)

- *Und ich muss nicht wissen, um welche Bilder es sich handelt – aber vielleicht werden Sie jetzt oder später den Wunsch verspüren, über ein Bild zu sprechen. Dann, wenn es für Sie richtig ist.*
  (Gesprächsangebot bei gleichzeitiger Achtung des Patientenwunsches.)

- *Der kleine Seufzer/ Ihr kleines Stirnrunzeln/ Ihre zusammenrückenden Augenbrauen – zeigen an, dass Sie möglicherweise jetzt schon bereit dazu sind.*
- (Eröffnen der Gesprächsoption.)

- *Und wenn Sie möchten, können Sie nun über das Bild oder die Bilder, die Ihr Unbewusstes entdeckt hat, mit mir sprechen.*

  (An dieser Stelle mindestens drei Minuten Pause – dann Einstieg in das Gespräch.)

- *Oder Sie lassen sich noch etwas Zeit, und wir verabreden erst einmal einen Termin.*

(hier wird der größere Zeitbedarf geachtet und akzeptiert. Mit der neuen Terminvergabe zeigt der Therapeuten an, dass er der Arbeit des Unbewussten Vertrauen schenkt und verstärkt die Hoffnung des Patienten.)

SUCHHYPNOSE MITTELS IDEOMOTORISCHER FINGERZEIGE

Mit Patienten, die bereits eine tragfähige Beziehung zum Therapeuten entwickelt haben, kann man sich gemeinsam auf die Suche nach der krank machenden Thematik begeben.

Dabei kann man ideomotorische Fingerzeige beim Patienten auslösen, das sind Fingerbewegungen, die nicht willentlich gesteuert werden. Durch Ja/Nein-Fragen lässt sich eine direkte Kommunikation mit dem Unterbewusstsein aufbauen. Da die Ergebnisse einer solchen Suche nicht vorhersehbar sind, muss unbedingt genügend Zeit eingeplant werden.

Im Vorgespräch wird besonderer Wert auf die Vermutungen und Erwartungen des Patienten gelegt.

Nach Induktion und Vertiefung wird ein >JA< und ein NEIN< -Finger festgelegt, etwa folgendermaßen:

„Wir sprachen darüber, dass Ihr Unbewusstes Dinge weiß, die Ihr waches Bewusstsein längst vergessen hat, und dass man dieses Wissen aktivieren kann. Ihre Finger können nun ganz leicht kleine Signale geben, mit denen uns Ihr Unbewusstes etwas mitteilen kann. Und vielleicht fühlt sich der Finger, der unsere Fragen mit >JA< beantworten will, schon ein bisschen anders, ein bisschen leichter an. Und wir warten jetzt einfach mal ab, welcher Finger Ihrer rechten Hand unsere Fragen mit >JA< beantworten möchte. Welches ist der >JA< -Finger?"

FZ (Fingerzeichen) z.B. rechter Zeigefinger.

Und welcher Finger möchte unsere Fragen mit >NEIN< beantworten?"

FZ z.B. kleiner Finger.

Der kleine Finger möchte unsere Fragen mit >NEIN< beantworten. Sehr schön."

Im Folgenden ein Beispielfall.

Ausgangslage:

Ein Patient vermutet, dass seine Gewichtsprobleme damit zusammenhängen, dass er als Kind immer etwas untergewichtig war. Seine Mutter habe immerzu alles Mögliche probiert, um ihn „aufzupäppeln".

Der Patient ist bereits in Trance. Es wird noch einmal das Gefühl der Sicherheit und Geborgenheit betont. Dann beginnt die Befragung.

Therapeut: *„An Ihrem eigenen kleine Traumplatz, an dem Sie sich nun befinden, ist alles so, wie es Ihnen gefällt. Sie fühlen sich ganz sicher und geborgen. Wohlig warm, tief entspannt und von so einer ganz angenehmen, leichten Schwere erfüllt.*

Und wenn es Ihrem Unbewussten gefällt, heute unsere Fragen zu beantworten, so kann sich nun der Finger der rechten (bei Linkshändern der linken) Hand bewegen, der unsere Fragen mit >JA< beantwortet."

Diese Frage muss ggf. mehrfach gestellt werden, bis sich ein Finger bewegt. Ideomotorische Bewegungen sind meist sehr leichte, zuckende Bewegungen.

Patient: Der Ringfinger bewegt sich.

Therapeut: *„Der Ringfinger – danke, das ist gut. Der Ringfinger wird nun unsere Fragen mit >JA< beantworten. Und welcher Ihrer Finger wird auf unsere Fragen mit >Nein< antworten?"*

Patient: Der Daumen bewegt sich.

Therapeut: „Wunderbar! – Der Daumen wird unsere Fragen mit >NEIN< beantworten. – Dann lautet unsere erste Frage: ist es in Ordnung, wenn wir hier und heute Ihr Unbewusstes zu Ihrem Problem befragen?"

Patient: Der Ringfinger bewegt sich.

Therapeut: „Sehr schön! Ihr Unbewusstes ist bereit, uns zu helfen. Fing Ihr Problem im Erwachsenenalter an?"

Patient: Der Daumen bewegt sich.

Therapeut: „Nein. – Ihr Problem fing nicht erst im Erwachsenenalter an. Waren Sie 18 Jahre als Ihr Problem begann?"

Patient: Der Daumen bewegt sich.

Therapeut: „Nein. – Waren Sie 17 Jahre als Ihr Problem begann?"

Patient: Der Daumen bewegt sich.
Therapeut: „Nein. – Waren Sie 16 Jahre...?"

Auf diese Art und Weise wird die Befragung fortgesetzt, bis das Alter, in dem das Problem begann, mit einer Bewegung des Ringfingers (=JA) bestätigt wird.

(Im Beispielfall war der Patient 13 Jahre alt, als seine Gewichtsprobleme anfingen.)

Ebenso wird der Personenkreis eingeengt mit JA/NEIN- Fragen wie:

Therapeut: „Hat Ihr Problem mit einer Person aus Ihrer Familie zu tun?"

Patient: Der Daumen bewegt sich.

Therapeut: „Nein. – Es hat nichts mit Ihrer Familie zu tun.
„Ging es um Freund/Freundin/Nachbarn/Bekannte/Fremde?"

Im Beispielfall ging es um eine Freundin des Patienten.

Sind das Alter, in dem das Problem begann und die Person/en, die damit zu tun haben gefunden, kann damit begonnen werden, das Ereignis einzukreisen:

Therapeut: „Das Ereignis, das damals passierte und das mit Ihrem Gewichtsproblem zu tun hat – wurden Sie verletzt/beleidigt/lächerlich gemacht/ in einen Gewissenkonflikt getrieben?"

Im Beispielfall hat diese Freundin den Patienten vor anderen Jugendlichen wegen seines schmächtigen Aussehens lächerlich gemacht.

Dieses Ergebnis wird noch einmal formuliert.

Therapeut: „Es ist also richtig, dass Ihr Gewichtsproblem damit zu tun hat, dass Sie, als Sie 13 Jahre alt waren, eine Freundin vor anderen lächerlich gemacht hat?"

Patient: der Ringfinger bewegt sich.

Therapeut: „Ja – so ist es."

Nun werden weitere JA/Nein-Fragen gestellt, um die Gefühle, die das Verhalten der damaligen Freundin auslösten, zu präzisieren.

Therapeut: „Hat Sie das Verhalten Ihrer Freundin verletzt/beschämt/ enttäuscht/beleidigt/fassungslos gemacht?"

Im Beispiel wurden die Gefühle >enttäuscht<, >beleidigt< und >fassungslos gemacht< per Fingerzeig bejaht.

Therapeut: „Möchte Ihr Unbewusstes jetzt gleich an einer Lösung arbeiten?"

Patient: der Ringfinger bewegt sich.

Therapeut: „Ja – sehr schön.
Dann wird mich Ihr Unbewusstes verstehen, wenn ich nun eine kleine Geschichte erzähle. Es ist das Märchen vom hässlichen Entlein – vielleicht kennen Sie es.
Vor langer, langer Zeit gab es auf einem Bauernhof einmal eine Entenmutter. Die wartete darauf, dass aus ihren sieben Eiern kleine Entenküken schlüpfen würden. Bald war es so weit, und aus sechs der Eier schlüpften bildschöne gelbe Entenküken. Das siebte Ei aber war viel größer als die anderen, und dieses Ei rührte sich nicht. Erst Tage nach den anderen zerbarst auch dieses Ei, aber heraus kam ein

graues und sehr hässliches Entlein. Zu Anfang ging alles noch recht gut, denn das hässliche Entlein freundete sich mit einem der hübschen Entenkinder an, und die beiden spielten gut zusammen. Aber je größer die Entenkinder wurden, desto deutlicher wurden die Unterschiede, und umso öfter wurde es von den anderen ausgelacht. Solange ihr Freund noch zu ihr hielt, konnte das hässliche Entlein den Spott ertragen, obwohl der doch oft sehr weh tat. Aber eines Tages schloss sich ihr Freund der spottenden Entenkindergruppe an: „Wie du aussiehst! So fladderige, graue Federn – und viel zu große Füße – und so mager – und …" Alle lachten und quackelten und amüsierten sich, auch ihr Freund. Das war zu viel. Das graue Entlein fühlte sich allein, elend und wütend zugleich und lief einfach weg. Mit seinen großen Füßen war es sehr viel schneller als die anderen), und so erreichte es bald einen einsamen See im Wald mit einem großen Schilfstreifen. Hier fühlte es sich sicher und fand immer genügend Nahrung, sodass es sein Versteck nicht mehr verließ. Bald kam der Winter und viele Zugvögel verließen die kalte Gegend, um in wärmeren Ländern Nahrung zu finden. Unser Entlein aber blieb einsam in seinem Schilf- und da es allein war, reichte das Futter immer.

Nach dem Winter kam der Frühling. Die Blumen streckten ihre Köpfe aus der Erde, die Vögel zwitscherten wieder lauter, und alle Tiere und auch Menschen zog es hinaus ins Freie. Auch unser Entlein wurde von einer unerklärlichen Sehnsucht erfasst. „Die Sonne scheint. Ich muss doch mal raus aus dem Schilfstreifen und mir den See genauer ansehen" sagte es zu sich. Als es so hinaus auf den See schwamm, sah es zum ersten Mal seit langer Zeit sein Spiegelbild. Und konnte sich kaum genug wundern. Denn dort sah es kein hässliches, kleines Entlein mehr, sondern einen wunderschönen und stolzen Schwan!

Mit den anderen Zugvögeln kam auch eine Gruppe Schwäne zu dem See, die den Neuling voll Freude in ihre Gruppe aufnahmen.

Von nun an gab es nur noch diesen schönen Schwan, der nie mehr allein sein musste." (frei nach Andersen, H.-C., 1989).

Pause.

Therapeut: *„Und während Sie nun weiter die Zeit an Ihrem eigenen kleinen Traumplatz genießen, kann Ihr Unbewusstes all die Arbeit erledigen, die getan werden muss. Sie können nun die schöne Atmosphäre noch einmal ganz tief in sich aufsaugen – die schönen Farben – die angenehmen Gerüche und Geräusche – bleiben Sie*

noch ein paar Augenblicke ganz in diesem wundervollen Gefühl der Sicherheit und Geborgenheit.
Bis Sie irgendwann spüren, es wird Zeit. Zeit für den Rückweg. Den Rückweg in das wache Leben..."

Rückführung in den Wachzustand

Die Ergebnisse der ideomotorischen Befragung sind gut homöopathisch nutzbar. Im Beispielfall wurden die Gefühle >enttäuscht<, >beleidigt< und >fassungslos gemacht< per Fingerzeig bejaht und in die Rubriken

- Fassung gebracht, verwirrt; außer
- Beschwerden durch - Beleidigungen, Beschimpfungen
- Beschwerden durch – Enttäuschung

umgesetzt. Dieses führte zur Verordnung von **Ignatia**.

Posthypnotischer Auslöser

Egal auf welche Art und Weise man den Patienten in die Trance führt, der posthypnotische Auslöser ist ein sehr wirksames Instrument im therapeutischen Prozess.

Es handelt sich um Aufträge, die während der Hypnose festgelegt werden und erst später, im Wachzustand wirksam werden. Diese Aufträge sind an bestimmte „Trigger" gebunden *(„immer wenn Sie...")*.

Posthypnotische Auslöser müssen in der Hypnose mehrfach wiederholt werden. Die Wirksamkeit erstreckt sich von wenigen Tagen bis zu mehreren Jahren. Sie werden besonders häufig in der Suchttherapie eingesetzt.

Dabei lassen sich zwei Arten unterscheiden.

Positive Auslöser
sind sehr angenehm. Sie lassen eine angenehme Situation und die damit verbundenen Gefühle und körperliche Empfindungen bewusst hervorrufen und einsetzen.

Beispiel:
Eine Schülerin leidet darunter, dass sie stark errötet, wenn sie vor der Klasse etwas vortragen soll. Sie muss sich dann immer am Pult festhalten, um das aufkommende Schwindelgefühl in den Griff zu bekommen. Ihr größtes Hobby ist das Reiten im Gelände.

Nach der Tranceeinleitung bietet es sich an, das Festhalten am Pult zum posthypnotischen Auslöser für das angenehme Gefühl eines Ausrittes zu machen:

„Und nun begibst du dich auf einen kleinen Ausritt. Es ist gerade richtig warm genug für dich und dein Pferd. Warm genug, um alle Bewegungen geschmeidig werden zu lassen. Doch auch wieder ausreichend frischer Wind, um diese Leichtigkeit zu spüren, die heute in der Luft liegt. Du kennst die Strecke. Die etwas holperigen Pfade, die weite zum Galopp einladende Ebene. Du bist so vertraut mit deinem Pferd – es reagiert schon auf deine Gedanken. Z.Z. bewegt ihr euch auf einer langsamen Passage, aber ihr kommt der Galoppstrecke immer näher. Du siehst es am Ohrenspiel deines Pferdes, wie aufmerksam es ist, und Du spürst, wie Ihr beide Euch darauf freut.
Dann ist sie da – die weite Galoppebene. Nur die Ahnung einer Hilfe, und dein Pferd saust mit weit ausgreifenden Bewegungen los. Es schnaubt leise, seine Mähne flattert im Wind.

Und in Dir ist so ein jubelndes Gefühl! Ein Gefühl von Freiheit und doch Sicherheit. Von Vertrautheit und doch Abenteuer. Ein Gefühl, das Du auskostest – ganz tief.

Und dieses jubelnde Gefühl wird sich von nun an immer dann einstellen, wenn Deine Hand sich auf einen Tisch stützt.

Immer dann, wenn Du Dich an einem Tisch festhalten möchtest, wird dieses Gefühl auftauchen, und Du kannst es genießen. Ja, Du kannst es genießen, dieses jubelnde Gefühl von Freiheit, Sicherheit, Vertrautheit und Abenteuer!"

Aversive Auslöser

Sie verbinden unerwünschtes Verhalten mit Negativgefühlen.

Beispiel:
Ein Patient ist es leid, zwanghaft abends vor dem Fernseher Kartoffelchips essen zu müssen. Er sieht besonders gern eine bestimmte Krimisendung und vertilgt dabei jedes Mal eine Riesentüte. Gute Vorsätze werden oft auch von anderen, die ihm Chips anbieten, zunichte gemacht.
In der Hypnose werden die Chips mit einem negativ empfundenen Ereignis – z.B. einer technischen Störung während des Lieblingsprogramms – verbunden:

„Der Tag ist in den Abend hinüber geglitten, und Du hast es Dir nun so richtig gemütlich gemacht. In Freizeitkleidung hast Du ganz bequem Platz genommen und freust Dich auf Deine Lieblingssendung im Fernsehen. An diesem Abend ist sie so richtig gut. Witzig und spannend zugleich, und Du lässt Dich gern in diese Geschichte entführen. Nun wird die Story besonders aufregend…. Da hält dir irgendjemand eine Tüte Chips unter die Nase…. Und Du greifst zu.

Im selben Augenblick gibt es eine technische Störung, und es schneit nur noch auf dem Bildschirm! Och nööö!!! Die ganze spannende Atmosphäre ist hin! Ein unangenehmes Gefühl der Enttäuschung macht sich in Dir breit. Du bist richtig sauer!

Und nun merkst Du auch noch, dass diese Chips irgendwie ranzig schmecken. Einfach eklig! Dir wird direkt ein bisschen mulmig davon. Der ganze Abend ist Dir verdorben.

Bleibe noch ein paar Augenblicke bei diesen unangenehmen Gefühlen. Bei der Enttäuschung, der Wut und dem Ekel…

Gut.

Du wirst vergessen warum, aber diese unangenehmen Gefühle werden von nun an immer auftauchen, wenn Du beim Fernsehen Chips essen willst. Und ganz von allein, und weil Du selbst es so willst, wirst Du von nun an beim Fernsehen nicht mehr essen wollen. Einfach weil es so ist und wie von selbst."

In diesem Beispiel wurden die Chips an zwei Negativgefühle gekoppelt, an die Enttäuschung über den verdorbenen Fernsehabend und an ein Ekelgefühl gegenüber ranzigem Fett.

Die Kartoffelchips werden zu einem posthypnotischen Auslöser für unangenehme Gefühle, die das unerwünschte Verhalten erschweren, oder unmöglich machen.

Der Einsatz aversiver posthypnotischer Auslöser will gut überlegt sein. Mit dem puren Ausbremsen eines Verhaltens muss noch nicht das Problem gelöst sein.

Wenn das Problem tiefer liegt als der Ärger über eine versehentliche Konditionierung (Fernsehen + Chips = gelungener Abend), und es womöglich darum geht, massives Übergewicht in den Griff zu bekommen, greift diese Maßnahme zu kurz. Möglicherweise kommt es dann nur zu einer Symptomverschiebung, und der Patient tauscht die Chips einfach nur gegen Kekse aus.

Trotzdem wird die Verhaltensänderung von Patienten häufig als Beleg für die Wirksamkeit von Hypnose erkannt.

Was tun, wenn...

DER PATIENT LACHT

Ein lachender Patient, der ja ganz offensichtlich nicht in Trance geht, kann zunächst etwas verunsichern. Wie immer gilt – Ruhe bewahren und wertschätzen!

Gleichzeitig kann man dieses Verhalten utilisieren und umdeuten.

Etwa folgendermaßen: *„Sie sind guter Laune – wie schön! Und ist nicht lachen die angenehmste Art, sich zu entspannen? Sie werden bald merken, wie sich mit jedem kleinen Lacher Ihr ganzer Körper lockert. Und ganz gelöst können Sie nun Ihre Atemzüge beobachten, die nach und nach langsamer und ruhiger werden können. Wobei der fröhliche Ausdruck auf Ihrem Gesicht bleibt, während Sie sich immer tiefer und tiefer in diese angenehme Entspannung sinken lassen....“*

DER PATIENT WEINT

Mit der Suggestion: *„Wenn Sie jetzt darüber sprechen möchten, was Sie bewegt, können Sie das ganz leicht tun"*, wird fast immer erreicht, dass der Patient die Ursache seiner Tränen äußert. Dann kann entsprechend reagiert werden.

Oft ist es günstig, den Patienten dann wieder in den Wachzustand zu führen, und das Thema ausgiebig zu besprechen. Nicht selten wird hier die Causa der Beschwerden ausgedrückt, die dem Patienten bisher nicht bewusst war.

Anschließend wird auf jeden Fall erneut eine Trance eingeleitet, in der die Ressourcen des Patienten angesprochen und verstärkt werden. Ziel ist es immer, ihn gestärkt und ermutigt in den Alltag zu entlassen.

Manchmal erscheinen Tränen aber auch nur aufgrund der Intensität der sich einstellenden Gefühle. Dann wird durch Kopfschütteln oder durch den „Nein-Finger" verdeutlicht, man möge doch fortsetzen.

DER PATIENT EINSCHLÄFT

In den meisten Fällen wird nur ein ganz leichter oberflächlicher Schlaf erreicht, in dem alle Suggestionen ankommen. Erkennbar ist dies an Pupillenbewegungen unter den geschlossenen Lidern (REM-Schlaf – **R**apid-**E**ye-**M**ovement).

Falls der Patient doch einmal in eine tiefere Schlafphase gerät, kann man ihn durch Erhöhung der Stimmlautstärke oder auch durch eine kurze Berührung der Hand, (Berührungen werden immer angekündigt) wieder in die hypnotische Trance führen.

DER PATIENT IN EINE „TRAUMATISCHE SCHLEIFE" GERÄT

„...ich habe noch nie bei einer Trance etwas erlebt, was bei einem Patienten irreversible Schäden ausgelöst hat, sprich: ihn in einen Zustand versetzt hat, der nicht spätestens nach einigen Stunden durch ein lösendes Gespräch oder eine leibtherapeutische Behandlung oder durch eine homöopathische Intervention zu harmonisieren gewesen wäre." (Krüger, A. 1997, S.18).

Das ist beruhigend, schließt aber Gefahrensituationen nicht aus.

Natürlich sind wir von vorn herein vorsichtig, wenn Anzeichen für traumatische Erfahrungen vorliegen, wie etwa längere Erinnerungslücken in der Kindheit oder Gewalterfahrungen. Vorsichtig heißt, dass wir Konfusionstechniken und Altersregression vermeiden, um die traumatische Erinnerung nicht wieder wach werden zu lassen.

Was aber, wenn es passiert ist? Wenn plötzliche Muskelzuckungen, Schmerzen oder Schweißausbrüche zu erkennen geben, dass der Patient sein Trauma deutlich wiedererlebt?

Der Therapeut muss zunächst einmal die eigene Standfestigkeit und das eigene Sicherheitsgefühl erhöhen. Also tief durchatmen und kurz das Bild eines Lotsens in sich wachrufen, der das Schiff verlässlich und sicher durch gefährliches Gewässer leitet.

Dann gilt es, diese Sicherheit zu vermitteln. Die Versicherung: *"Ich bin bei Ihnen und helfe Ihnen"* steht am Beginn des „Herauslotsens" aus der Krise. Falls der Patient sprechen möchte, dieses unbedingt wertschätzen und als Schritt in die richtige Richtung deuten: *"Wie gut, dass Sie mich über dieses Thema informieren. Denn eine geteilte Angst (Schmerz) ist schon nur noch eine halbe Angst (Schmerz)."*

Es erfolgt die Reorientierung zum „sicheren Lieblingsort", wenn dieser zu Beginn der Trance erfolgreich aufgesucht worden ist. Dort werden nochmals ausgiebig die angenehmen Gefühle wachgerufen. Wenn er erreicht ist, lässt man sich dieses per Fingerzeig oder Nicken bestätigen.

Falls die Hypnose ohne „Lieblings- oder Wohlfühlort" durchgeführt wurde, kann die Angst oder der Schmerz über einen Körperteil abgeleitet werden. Man kann z.B. eine Armlevitation (ggf. unterstützt von mesmerischen Strichen) benutzen, um dann alle Ängste/Schmerzen von der Hand aufsaugen zu lassen. Wenn sich alle Ängste/Schmerzen in der Hand befinden, kann sie schwerer werden, der Arm zu Boden sinken, und die Hand Ängste und alles Belastende loslassen.

Anschließend werden die Ressourcen des Patienten verstärkt, indem man z.B. das Bild einer prachtvollen großen alten Eiche hervorruft. Weiter wird die Vorstellung entwickelt, dass der Patient mit dem Rücken am Stamm anlehnt und die Eiche ihm etwas von ihrer Kraft und jahrhundertealten Weisheit abgibt. Ein leichtes Wärmegefühl im Rücken wird suggeriert und per Fingerzeig oder Nicken abgefragt. Wird

"Ja" signalisiert, kann man sicher sein, dass die Krise überstanden ist, und die langsame Rückorientierung in die Gegenwart kann begonnen werden.

Im Nachgespräch wird betont, welch große Arbeit der Patient geleistet hat und dass jetzt viele Wege offen stehen. (s.a. Kaiser Rekkas, 2013, S.228)

Homöopathen haben den Vorteil, dass sie in einer solchen Krisensituation auch zusätzlich mit Arzneimitteln eingreifen können.
Wenn das angezeigte Mittel sehr deutlich wird, können wir es dem Patienten sofort verabreichen.
Wichtig dabei ist natürlich die Kenntnis der infrage kommenden Rubriken, wie z.B.:

- **Beschwerden durch - Mißbrauch, Mißhandlung; nach** (56 AMs)
- **Beschwerden durch - Mißbrauch, Mißhandlung; nach - Ehe; in der**
  Anac. ARG-N. aur. carc. chin. hura hyos. *Lach.* lyc. *Lyss. Naja* Nat-m. puls. *Sep. stram.*
- **Beschwerden durch - Mißbrauch, Mißhandlung; nach - Entrüstung, Empörung; mit**
  carc.
- **Beschwerden durch - Mißbrauch, Mißhandlung; nach - Gewalt; durch**
  Carc.
- **Beschwerden durch - Mißbrauch, Mißhandlung; nach - Gewalt; durch - Kindern; bei**
  Carc.
- **Beschwerden durch - Mißbrauch, Mißhandlung; nach - körperlich**
  lyss.
- **Beschwerden durch - Mißbrauch, Mißhandlung; nach - sexuellem Mißbrauch; nach** (50 AMs)
- **Beschwerden durch - Mißbrauch, Mißhandlung; nach - sexuellem Mißbrauch; nach - Kindern; bei**
  acon. alum. anac. arn. *Carc.* ign. kreos. lac-c. lyc. *Med.* nat-m. nux-v. op. *Plat.* sep. staph. thuj.
- **Beschwerden durch - Mißbrauch, Mißhandlung; nach - sexuellem Mißbrauch; nach - Vergewaltigung**
  aster. *Carc.*
- **Beschwerden durch - Schicksalsschläge, durch**
  ambr. con. dig. lach. stann. staph. SYMPH. VANIL.

- **Beschwerden durch - Schock; seelischen** (45 AMs)
- **Beschwerden durch – Schreck** (86 AMs)
- **Beschwerden durch - Schreck - Furcht; mit**
  Acon. Op. puls.
- **Beschwerden durch - Schreck - Prüfung durch das Schicksal; durch eine**
  Arg-n. Gels
- **Beschwerden durch - Schreck - Schock; bei**
  hyper.
- **Beschwerden durch - Schreck - Unfalls; durch Anblick eines** ACON. *Calc.* OP.
- **Beschwerden durch - Schreck - zurückliegenden Schreck; durch länger**
  nat-m. op.
- **Beschwerden durch - Tod von geliebten Personen** (40 AMs)
- **Beschwerden durch - Tod von geliebten Personen - Eltern oder Freunde, der** (25 AMs)
- **Beschwerden durch - Tod von geliebten Personen - Kindern; bei** (25 AMs)
- **Beschwerden durch - Tod von geliebten Personen - Kindes, eines**
  calc. caust. elaps *Gels.* IGN. *Kali-br.* lach. lyc. NAT-M. nux-v. ph-ac. plat. sal-fr. staph. sulph. tritic-vg. VANIL.
- **Fassung gebracht, verwirrt; außer**
  brom. ign. mim-p. ozone

DER PATIENT NICHT IN DEN WACHZUSTAND ZURÜCKKOMMT

Erst einmal Ruhe bewahren! Manche Patienten genießen die Trance so sehr, dass sie einfach noch ein bisschen verweilen möchten. Wenn es dann aber an der Zeit ist, denjenigen wieder ins wache Leben zu holen, vertieft man zunächst die Trance z.B. mit einer erneuten Handlevitation. Anschließend führt man ihn dann wieder zur Treppe und begleitet ihn ein zweites Mal hinauf. Diesmal mit deutlich lauterer und vom Klang her wacherer Stimme.

Sollten keine weiteren Patienten warten, ist es auch möglich, den Patienten einfach ruhen zu lassen und nicht mehr zu sprechen. Etwa nach 20 Minuten vermisst sein Unbewusstes die Stimme des Therapeuten und „weckt" den Patienten.

Selbsthypnose

„Wenn es einen Glauben gibt, der Berge versetzen kann, so ist es der Glaube an die eigene Kraft" (Marie von Ebner – Eschenbach).

„ Wenn Du ein Schiff bauen willst, dann rufe nicht die Menschen zusammen, um Holz zu sammeln, Aufgaben zu verteilen und die Arbeit einzuteilen, sondern lehre sie die Sehnsucht nach dem großen, weiten Meer" (Antoinne de Saint Exupéry).

„Da es sehr förderlich für die Gesundheit ist, habe ich beschlossen, glücklich zu sein" (François Marie Voltaire).

FÜR DEN PATIENTEN

Viele Hypnotherapeuten führen ihre Patienten möglichst früh an das Erlernen von Selbsthypnose heran, um ihnen die Möglichkeit zu erschließen, selbstständig an ihren Themen weiterzuarbeiten und die Kontrolle über ihre Symptome zu gewinnen. Ein probates Mittel, wenn man ausschließlich hypnotherapeutisch arbeitet (vgl. Schwegler, C., 2015).

Zudem können Selbsthypnose-Hausaufgaben die Bindung des Patienten an den Therapeuten festigen, und sie holen den Patienten aus der bequemen Konsumentenhaltung.

Für Homöopathen ist es nicht unbedingt notwendig, den Patienten zur Mitarbeit zu bewegen. Es kann sich manchmal sogar als hinderlich erweisen. Genau wie durch andere, parallel laufende Therapien, kann die Verlaufsbeurteilung erschwert werden, wenn Symptome gemildert werden oder sogar verschwinden. Es kann dann kaum geklärt werden, ob die Besserung auf das homöopathische Arzneimittel, die Hypnose oder die Selbsthypnose zurückzuführen ist.

Meiner Erfahrung nach beschleunigt und intensiviert Hypnose – auch Selbsthypnose – eine Simillimum-Wirkung. Wenn das homöopathische Arzneimittel aber nicht passt, verlangsamt Hypnose den negativen Verlauf, bringt meist aber keine wirkliche Wende. Zumindest nicht so schnell und eindeutig, wie es ein Simillimum kann. Gerade bei Patienten mit schweren Pathologien verzichte ich daher oft zu Anfang der Behandlung auf hypnotherapeutische Interventionen. Diese setze ich möglichst erst ein, wenn das homöopathische Arzneimittel die Heilung eingeleitet hat. Das gilt auch für Selbsthypnose. Darin unterrichte ich Patienten erst, wenn ich mir der homöopathischen Wirkung sicher sein kann. Dann allerdings lassen sich dadurch viele Beschwerden wirksam lindern, und der Heilungsprozess wird verkürzt. Die Erfahrung „selbst etwas tun zu können" ist auf jeden Fall ermutigend, besonders wenn die Krankheit als etwas empfunden wird, das die eigenen (Bewegungs-)Möglichkeiten sehr einschränkt.

Hierzu als Beispiel eine Selbsthypnoseanleitung für den Pfleger eines psychiatrischen Privatpatienten.

Die Situation

Der Pfleger hatte ein sehr gutes Verhältnis zu seinem Schützling, der nach einem gescheiterten Selbstmordversuch unter verschiedenen Ängsten und Zwängen litt.

Irgendwann hatten sie angefangen, nachmittags „Mensch-ärger-dich-nicht" zu spielen. Solange die Situation noch neu war, war sie für den Pfleger unproblematisch. Aber nach und nach wurde das Zwanghafte diese „Spieles" immer unangenehmer, denn es gab an diesen Nachmittagen keinen wirklichen Wettkampf, kein Würfelglück oder „Rausschmeißen", sondern immer nur mechanisches Würfeln und Spielfiguren setzen. Bei dem Patienten selbst ließen sich dabei kaum Reaktionen feststellen.

Der Pfleger entwickelte zunehmend Aversionen gegen diese Spielnachmittage und auch gegen seinen Patienten. Da er andererseits ein großes Mitgefühl für seinen Schützling hegte, der ihn immer wieder um ein Spiel bat, kostete es ihn viel Kraft, diese von ihm abgelehnten Gefühle zu unterdrücken.

Die folgende Selbsthypnose nutzt eine Ressource des Pflegers, der in seiner Freizeit ein begeisterter Segler ist, um diese belastende Situation in eine Erholungssituation umzuwandeln. Als posthypnotischer Auslöser wird das Ausbreiten des „Mensch-ärger-dich-nicht" – Spielbrettes verwandt.

Vorbereitung

„Sie brauchen etwa eine halbe Stunde Zeit, in der Sie ungestört sind. Lesen Sie die Anleitung zunächst ganz durch und prägen Sie sich gut ein. Der Wortlaut ist dabei unerheblich. Wichtig ist der Ablauf und eine möglichst bildhafte Vorstellung.

Setzen Sie sich bequem in Ihren Lieblingssessel – die Füße parallel zueinander, die Arme locker auf den Lehnen.

Erinnern Sie sich intensiv an einen richtig guten Segeltörn."

Selbsthypnose

„Nun suchen Sie sich einen Punkt auf dem Boden oder an der Wand und fixieren ihn mit Ihrem Blick! Sie schauen so lange auf diesen Punkt, bis er verschwimmt, oder Sie einen Rand um ihn herum wahrnehmen.

Wenn Ihre Augen müde werden, lassen Sie sie zufallen.

Zählen Sie nun von drei bis eins, und lassen Sie sich bei jeder Zahl tiefer in Trance sinken:

Drei *– tiefer und tiefer*
Zwei *– immer entspannter*
Eins *– tiefer und tiefer*
…und ich befinde mich auf einem Segelschiff auf der Ostsee.

Die Sonne scheint gerade richtig warm. Ganz wohlig fühlt sich das an. Und der Seewind bringt immer wieder so viel belebende Frische mit sich - so klare Luft und den Geruch nach Meer und Sonne... Die Wellen klatschen an das Schiff – ein paar Möwen schreien, und auch das Flattern der Segel ist zu hören. Ich kann das alles ganz deutlich sehen, hören, riechen und sogar etwas Salz schmecken. Ja...

Und ich genieße das jetzt ganz ausgiebig und so lange, wie ich es eben mag...

Und während ich das so genieße, kann mein Unbewusstes diese wundervolle Situation verknüpfen mit dem Ausbreiten des „Mensch-ärger-dich-nicht"-Spielbrettes.

So, dass – wann immer ich dieses Spiel vor mir ausbreite – diese Bilder bei mir auftauchen werden: dieses schöne Segelschiff – ich als Skipper – Sonne, die auf den Wellen glitzert, Segel, die sich im Wind blähen. Ja... Und auch die Geräusche werden dann da sein – das Schreien der Möwen – das Wellenrauschen – das Flattern der Segel. Und der Geruch nach Salz und Tang und feuchter Luft.

So, dass mich ein ganz glückliches Gefühl durchzieht, immer wenn das Spielbrett ausgebreitet wird.

Und auch der Spielverlauf kann sein wie an einem Tag auf der Ostsee.

Meine Spielfiguren werden zu Segelschiffen, die ich eins nach dem anderen aus dem Hafen heraus auf einen Törn führe. Sie begegnen anderen Schiffen, und plötzlich bin ich mitten drin in einer Regatta. Manchmal sind andere Schiffe schneller, manchmal ist eines meiner Schiffe an der Spitze, ab und zu muss eines eine Extrarunde drehen.

Und die Würfel geben die Windstärken an. Von fast Flaute – eins bis ganz schön heftig – sechs.

Die ganze Spielzeit ist spannend und entspannend wie ein Tag auf der Ostsee. Der Wind wechselt – Wolken ziehen und jeder Augenblick ist intensives, glückliches Erleben.

Wenn dann schließlich alle Schiffe wieder im Hafen sind, erfasst mich ein wohliges, zufriedenes Gefühl. Wie nach einem wundervollen Tag in der frischen Ostseeluft –

wenn man die Anstrengung im Körper spürt und sich eine so behagliche und heitere Stimmung ausbreitet.

Daher freue ich mich schon auf den nächsten Törn.
Wenn ich das Spielbrett wieder ausgebreitet habe und sich all diese schönen Ostsee-Gefühle wieder einstellen. Ja...
Und ich bleibe in diesem schönen Gefühl, solange ich es mag.

Wenn ich dann irgendwann spüre, dass es Zeit wird für den Rückweg – den Rückweg in das wache Leben – dann zähle ich langsam von eins bis drei.

Und werde bei jeder Zahl immer wacher und immer munterer, und bei drei bin ich ganz wach, ganz frisch, ganz klar – und ganz vergnügt

Eins *– ich werde nun immer wacher und immer munterer*
Zwei *– ich werde immer munterer und immer wacher*
Drei *– ich bin ganz wach, ganz frisch ganz klar und sooo vergnügt!"*

Diese Übung sollte zunächst dreimal täglich durchgeführt werden. Sobald die schönen Ostsee-Gefühle in der Spielsituation auftauchen, können die Übungen beendet werden, da der Effekt dann jedes Mal verstärkt wird.

An diesem Beispiel lässt sich erkennen, wie eine ungeliebte Situation genutzt und in eine Zeit der Erholung und des Auftankens umgedeutet werden kann. Das Ausbreiten des Spielbrettes dient hier als posthypnotischer Auslöser.

Mit solchen Anleitungen zur Selbsthypnose kann man Patienten weiterhelfen, die zu dem Zeitpunkt nicht in die Praxis kommen können, oder bei denen eine homöopathische Behandlung nicht möglich ist.

Eine sehr gute Möglichkeit, ist es eine Audioaufnahme einer Sitzung auf CD zu brennen und dem Patienten mitzugeben. Dieser kann dann in den Zeiten zwischen den Terminen sooft er möchte die Trance wieder erleben und deren Inhalt verfestigen.

Hier sei auch noch einmal an Altmeister COUÉ erinnert. Sein *„es geht weg"* etwa 20 Mal mehrfach leicht vor sich hin gesprochen, kann als eine wirksame Autosuggestion den Heilungsprozess ungemein beschleunigen. Es wirkt vielleicht allzu einfach, aber: *„Die Wiederholung der gleichen Worte zwingt dazu, sie zu denken, und sobald man sie denkt, werden sie für uns wahr und setzen sich in Wirklichkeit um."* (Coué, É, 2005, S. 129).

FÜR DEN THERAPEUTEN

Für den Therapeuten ist das Erlernen der Selbsthypnose ausgesprochen nützlich. In Trance kann man sehr effektiv zwischendurch „aufzutanken", also eine intensive Erholungsphase zu erleben.
Dazu eine kurze Selbstinduktion mit der Augenrolltechnik:

Zunächst setzen Sie sich bequem und schließen die Augen. Dann geben Sie sich halblaut gesprochen folgende Suggestionen:

„Ich nehme mir nun ein paar Augenblicke Zeit für mich und schließe meine Augenlider – das tut gut.

Und weil es so gut tut, lasse ich nun meine Augen linksherum wandern, während die Lider geschlossen bleiben. Einmal herum. – Ahhh – gut – und beim Ausatmen verstärkt sich dieses angenehme Gefühl, alles loslassen zu können. – Noch einmal – die Augen wandern links herum – Und noch einmal. Sehr schön. Und wieder verstärkt sich beim Ausatmen das angenehme Gefühl – es geht mir gut! Und ich wiederhole das jetzt noch ein paar Mal.

Dann das Ganze anders herum. – Gut.... – Und noch einmal.... – Und noch einmal. – Sehr schön. Vielleicht auch noch ein paar Mal.... Gut.

Und natürlich ist mir klar, dass meine Augen sich nun müde anfühlen, müde, träge und schwer, und dass ich es nun genießen darf, einfach die Lider geschlossen zu halten – und diese sanfte, angenehme Müdigkeit durch den Körper fluten zu lassen. So eine wohlige Müdigkeit wie nach einem langen, entspannenden Spaziergang.

Wenn ich dann jetzt auf meinen Körper achte, spüre ich diese wohlige Entspannung, die sich dann einstellt, dieses angenehme Wärmegefühl und die leichte Schwere oder schwere Leichtigkeit....... Ja.

Und es ist so angenehm, einfach mal nur da zu sein. Einfach so und so einfach.

Nichts mehr wollen – nichts mehr sollen – nichts mehr müssen. Ja…

Und mit jedem tiefen Einatmen kann ich spüren, wie ich Kraft tanke, Energie auflade, wie ich neue Stärke durch meinen Körper fluten lasse. Ganz von allein und von selbst. Ja…

Und mit jedem Ausatmen gebe ich Sinn- und Nutzloses und Überflüssiges ab. Alles, was mich stören könnte, alles Hinderliche – und auch das ganz automatisch, wie von selbst.

Ein paar Augenblicke überlasse ich mich diesen schönen Gefühlen, lasse mich davon tragen.

Schöne Momente können mir jetzt einfallen. Ein Spaziergang vielleicht, vielleicht aber auch ganz etwas anderes. Aber ich kann die Szene nun immer deutlicher wahrnehmen – die Farben – die Formen – alles wird immer genauer, immer plastischer. Und auch der Duft, der in der Luft liegt, fällt mir immer mehr auf. Zunächst ist er noch ganz zart – wird dann aber immer intensiver und vertrauter. Auch ein paar Geräusche fallen mir ein – sind sacht zu hören. Ja.

Und wenn ich spüre, dass es für heute genug ist, mache ich mich auf den Rückweg. Ich zähle langsam bis drei – und bei drei bin ich wieder ganz wach, ganz frisch, ganz klar und sooo erholt!

***Eins** – ich werde immer wacher und wacher.*
***Zwei** – ich werde immer wacher und immer munterer.*
***Drei** – und mit einem tiefen Atemzug bin ich ganz wach, ganz frisch und ganz klar!"*

Ein besonders aufschlussreiches Verfahren ist es, während der Anamnese kurz selbst in Trance zu gehen und damit über das verstandesmäßige Erfassen der Gefühlslage des Patienten hinauszukommen.

„Wenn sich eine entscheidende Frage bei einem Patienten ergeben hat, und ich will keine einzige Spur übersehen, dann gehe ich in Trance." (Erickson, M, Rossi, E. 1977/1995, S.173, zit. nach Kaiser Rekkas, 2009, S.23).
In Trance begibt man sich sozusagen auf die gleiche „Wellenlänge" des Patienten. Gerade in Anamnesen, in denen es schwer fällt, den „roten Faden" zu finden, kommt man so oft noch zu schlüssigen Ergebnissen.

Selbstverständlich ist es absolut erforderlich immer die Kontrolle zu behalten und schnell wieder wach in der Realität zu sein zu können. Das erfordert etwas Übung. Da es im Gespräch günstiger ist, die Augen geöffnet zu lassen und die ständige Bereitschaft, wieder „aufzutauchen", ermöglicht dieses nur eine leichte Trance. Sie wirkt aber ansteckend auf Patienten, die dann plötzlich überraschende Details zu ihrem Thema erinnern können.

Zur schnellen Induktion ist es sinnvoll, einen posthypnotischen Auslöser zu installieren, z.B.

- mit Ringfinger und Daumen einen Kreis bilden,
- mit dem Zeigefinger etwas Druck auf die Nasenwurzel ausüben
- Einen Gegenstand hinter dem Patienten ansehen

also etwa: *„Immer wenn ich auf das kleine Bild hinter dem Patienten schaue, sinke ich ganz leicht und wie von selbst in eine leichte Trance aus der ich ebenso leicht wieder erwachen kann wann immer es erforderlich ist."*

Posthypnotische Auslöser müssen auch hier häufiger wiederholt werden. Wenn sie aber einmal fest installiert sind, sind sie eine zuverlässige Hilfe.

TRANCETEXTE

Die aufgeführten Trancetexte sind einzelnen Arzneimitteln zugeordnet, deren Kenntnis hier vorausgesetzt wird. Die Trancetexte sollen nur eine Orientierung geben und können selbstverständlich auch für andere Patienten passend und nützlich sein.

Im Anschluss an jeden Trancetext werden Gemütsrubriken aufgeführt, die in der jeweiligen Geschichte gefunden werden können. Die jeweils deutlichste Rubrik steht im Fettdruck.

Arsenicum album – Alles in Ordnung

Im Bergwerk musste alles seine Ordnung haben. Das Leben konnte davon abhängen - und das war bedroht genug. Plötzliche Bergeinstürze konnten die Männer verschütten, und ganz schnell konnte die Luft knapp werden.

Als Steiger war er für die Ordnung unter Tage verantwortlich.

Und nun war ausgerechnet seine Taschenlampe verschwunden. Das hatte es noch nie gegeben! Als er sie am Morgen einstecken wollte, lag sie nicht an ihrem Platz. Natürlich hatte er gesucht. Zehn Mal, zwanzig Mal an allen Stellen nachgesehen, die ihm einfallen wollten. Er hatte sogar den Lehrling angewiesen, ihm zu helfen, aber das hatte auch nichts gebracht.

So langsam wurde er unruhig. Sicher – der Stollen war beleuchtet. Aber das reichte oft nicht. Hunderte Male war seine Taschenlampe eine große, oft entscheidende Hilfe gewesen. Aber sie blieb verschwunden. Gut – er könnte sich eine ausleihen, aber das war nicht dasselbe.

Seine Unruhe wuchs. Und dann kam auch noch Misstrauen dazu. Hatten ihn die anderen nicht so merkwürdig angesehen, heute Morgen? Und der Lehrling – der hatte doch nun wirklich nur sehr lustlos bei der Suche nach der Taschenlampe geholfen. Wollte man ihm einen Streich spielen?

Auf dem Weg zum Stollen überlegte der Steiger, ob er vielleicht jemanden beleidigt haben könnte. War nicht ausgerechnet sein bester Freund heute so auffallend kühl zu ihm gewesen? Sicher – seine Wortwahl war manchmal etwas hart. Und dass er in Sachen Ordnung keinen Spaß verstand, wusste nun auch jeder. Seine Gedanken drehten sich im Kreis.

Da plötzlich ging das Licht aus. Einen Moment lang befiel ihn Todesangst. Tief unter der Erde – im Dunkeln – und ohne seine Taschenlampe.

Aber da wurde es auch schon wieder hell, und er sah die vertrauten Gesichter um sich herum. Das tat gut. Das tat so gut! Er atmete tief durch: *„Es war alles in Ordnung. Ja – es war alles in Ordnung!"*

Arsenicum album - Rubriken:

- Argwöhnisch, misstrauisch
- Dunkelheit, agg.
- Furcht - Kleinigkeiten; vor
- Heikel, pingelig
- **Ruhe - kann nicht ruhen, wenn Dinge nicht am richtigen Platz sind**
- Ruhelosigkeit - ängstlich
- Wahnideen - Freund - beleidigt; er habe seinen
- Wahnideen - Freund - Zuneigung des Freundes verloren; er habe die"

(Vetter, 2014, S.155-157)

Belladonna – Hans im Glück

Sie haben dieses Märchen sicher schon einmal gehört.

Es handelt von einem jungen Mann mit Namen Hans, der als Lohn für seinen Fleiß in der Lehrzeit von seinem Meister einen großen Goldklumpen bekam. Stolz machte er sich damit auf den langen Heimweg.

Die Sonne schien heiß und es wurde ihm ordentlich warm auf der Wanderung. Da kam ihm ein Reiter auf einem kräftigen Rappen entgegen. Der sah, wie der Jüngling sich abmühte und sagte zu ihm: *„Tausche deinen schweren Goldklumpen gegen mein Pferd! Dann kannst du leicht und unbeschwert nach Hause reiten und bist auch viel schneller da."*

Hans schien dies ein guter Vorschlag zu sein, und er willigte gern ein. Vergnügt ritt er eine ganze Weile – nur – in der Mittagshitze bekam er einen schrecklichen Durst. Gerade da kam ihm ein Bauer mit einer Kuh entgegen, die dieser zum nächsten Markt führen wollte. *„Willst du nicht dein Pferd gegen meine Kuh tauschen? Dann hast du immer genug zu trinken. Was gibt es besseres als frische Milch?"* –

Wie froh war Hans über dieses Angebot! Sofort übergab er das Pferd dem Bauern und übernahm die Kuh, die sich auch leicht von ihm melken ließ. Nun ging er wieder zu Fuß, um die Kuh nach Hause zu führen. Diese aber war recht langsam und ließ sich nur ungern von den frischen Grasbüscheln wegziehen. Der Jüngling hatte eine rechte Mühe damit.

Nicht lange, da kam im ein Junge entgegen, der eine Ziege mit sich führte. *„ Schau, wie meine Ziege springt, sagte der Junge zu ihm. Das ist doch etwas anderes, als so eine schwerfällige Kuh. Aber wenn du willst, könnten wir tauschen."*

„Heute ist wirklich mein Glückstag", dachte Hans und willigte gern ein.

Der Weg war lang und schließlich bekam er schrecklichen Hunger. Eine Bauerfrau, die mit ein paar Eiern und einer Gans zum nächsten Markt unterwegs war, sah ihm das an. *„Du kannst deinen Hunger mit den Eiern stillen, wenn du willst"* meinte sie.

Und die Gans schenke ich dir noch obendrauf, wenn du mir deine Ziege gibst." Das kam dem Jüngling gerade recht. Er schmauste vergnügt ein paar Eier, nahm die Gans auf den Arm und setzte seinen Weg fort.

Die aber wurde ihm immer schwerer zu tragen, und er wusste, dass der Weg noch recht weit war. Wie froh war er, als ihm ein fahrender Händler einen Wetzstein für die Gans bot. Das war doch genau das, was er jetzt brauchte! Denn zu Hause, das wusste Hans, wartete ein großes Kornfeld auf ihn, das er mähen sollte.

Nun fiel ihm der Weg leicht, und es dauerte nicht mehr lange, bis er sein Zuhause erreichte.

Dort betrachtete er sein Kornfeld, das golden in der Abendsonne glänzte, die reifen Ähren prall gefüllt.

„Da werde ich doch gleich meinen Wetzstein ausprobieren" dachte Hans, nahm ihn, schärfte seine Sense und fing sogleich an zu mähen. Da fielen goldene Körner aus den Ähren heraus. Hans nahm ein paar davon in die Hand und sagte zu sich:

„Es gibt wohl niemanden, der so glücklich und so reich ist wie ich!"

Und so blieb es. Sein Leben lang.

(frei nach Gebrüder Grimm, Hans im Glück)

Belladonna - Rubriken:

- Licht - Verlangen nach
- Naiv, leichtgläubig
- Naiv, leichtgläubig - intelligent, aber sehr
- **Wahnideen - Reichtum, von**

Calcium carbonicum – Die Berliner Mauer

Das, was Du erzählt hast, erinnert mich an einen Bekannten. Der war damals, als es die DDR noch gab, Maurer. Ein ziemlich guter Maurer. Flink und sorgfältig zugleich. Jahrelang hatte es Anerkennungen und Ehrungen gegeben. Immer wieder war er als Bestarbeiter ausgezeichnet worden.

Und als innerhalb kürzester Zeit die Mauer durch die Stadt hochgezogen werden musste, hatte er sich freiwillig gemeldet. Es gab keine Zweifel. Es war eine wichtige Tat, um die Gemeinschaft zu schützen. Eine Notwendigkeit. Die Gemeinschaft war ihm wichtig – er war wichtig für sie.

Und er gab sein Bestes. Er arbeitete mit aller Kraft und Intensität, deren er fähig war, holte alles aus sich heraus. Er schaffte seinen Mauerabschnitt in Rekordzeit und konnte sogar noch anderen helfen. Wieder bekam er eine verdiente Auszeichnung: Den Orden „Held der Arbeit". Er trug ihn mit Stolz.

Dann aber war plötzlich alles nicht mehr wahr. Die Mauer eingerissen, die Gemeinschaft zerfallen. Wochenlang hatte er sich eingeschlossen. Wusste nicht einmal, was aus den einzelnen Mitgliedern seiner Brigade geworden war. Seine Familie war auch längst weg. Einfach abgehauen.
Er hatte Angst, in diese veränderte Welt zu gehen, in der nichts mehr so war wie früher. Vor allem auch Angst vor den Menschen. Würden sie ihn nicht verprügeln, ihn- den Held der Arbeit?
Eines Tages ging es nicht mehr so weiter. Er zog seinen besten Anzug an, steckte sorgfältig seinen Orden fest und machte sich auf den Weg. Mochte geschehen was wolle – es war ihm egal.

Bald kam er in einen Park. Ein paar Hippies hatten sich dort ausgebreitet, genossenen die warme Sommersonne.

Einer erkennt seinen Orden, geht auf den Maurer zu und fragt: „He, woher hast du denn den?" Er ist verwirrt. Wie meint der das? Was halten die von ihm? Sehen sie ihm die Verwirrung an? Ihn befällt eine eigentümliche Angst. Ohne zu antworten geht er schnell weiter.

Dann kommen ein paar Jugendliche auf ihn zu. Sie sind in übermütiger Stimmung, fangen an ihn aufzuziehen: „Schaut euch den an, wie aus einer alten Zeitung, Held der Arbeit! Ein Held, ein richtiger Held ! Es sind mehrere; sie fühlen sich stark und fangen an, den Maurer herum zu schubsen. Er weiß erst nicht so recht, was tun, aber dann wird es ihm zu viel. Mit ein paar schnellen Schlägen wehrt er sich. Sein Maurerkörper ist harte Arbeit gewohnt – und was er austeilt sitzt präzise. So viel Kraft hatten die anderen nicht erwartet. Sie purzeln über einander und sehen so komisch verdutzt aus, dass der Maurer laut auflacht. Er lacht und lacht, als gälte es sein Leben, und die anderen stimmen mit ein. Das Riesengelächter lockt noch andere herbei.

Plötzlich hat einer eine Gitarre in der Hand, ein anderer eine Trommel und ein Dritter fängt an zu rappen. Es klingt wie: *„es war mal eine Mauer – und mancher ist wohl sauer – dass sie weg ist – das alte Biest – doch was nutzt das auf die Dauer – komm sing und tanz – komm sing und tanz – und zwar sofort – und völlig ganz –"* oder so ähnlich.

Singen und tanzen, tanzen und singen – es erfasst die ganze Gruppe.
Und unser Maurer ist mittendrin. Singt mit, tanzt mit, lacht mit.
Noch vor ein paar Monaten hätte er sich das nicht träumen lassen. Ein erwachsener, ernsthafter Maurer singt und tanzt mit Jugendlichen im Park.
Aber jetzt und hier ist wohl alles möglich.

Calcium carbonicum - Rubriken:

- Anstrengung - körperliche Anstrengung - amel.
- **Furcht - Meinung anderer; vor der**
- Geschäftig
- Licht - Verlangen nach
- Wahnideen - Verwirrung bemerken; andere würden ihre
- NÜTZLICH, sein, möchte (M)

Lycopodium – Rasmus und der Landstreicher

Vielleicht kennst du diese Geschichte schon, denn sie stammt aus einem bekannten Kinderbuch. Darin geht es um einen etwa acht Jahre alten Jungen in einem Waisenhaus. Das Leben ist nicht leicht dort – es gibt viele Verbote und wenig zu essen. Und es gibt niemand, der die Kinder lieb hat und ihnen zeigt, wie wichtig sie sind.

Der kleine Junge – er heißt Rasmus – träumt oft davon, wie es wohl wäre, in einer richtigen Familie zu leben. Mit einer Mutter, die mit ihm lacht und Späße macht, und die ihn in den Arm nimmt und tröstet, wenn er traurig ist. Und mit einem Vater, der ihm die Welt erklärt, und der ihm vielleicht sogar manchmal die Hand auf die Schulter legt und sagt: „Das hast du gut gemacht. Ich bin stolz auf dich, Junge!"

Ja – davon träumt Rasmus. Aber die Wirklichkeit sieht anders aus. Jeden Tag die gleiche, lieblose Langeweile. Essen, Schule und 1000 ach so wichtige Dienste.

Mit seinem Freund Gösta redet Rasmus oft darüber, ob es nicht doch eine Chance gäbe, von Erwachsenen, die selbst keine Kinder haben, adoptiert zu werden. Aber Gösta meint, das sei aussichtslos. Solche Erwachsene würden immer nur Mädchen mit Locken aussuchen. Da sei er ganz sicher. Gösta ist schon lange in diesem Waisenhaus und hat das schon ein paar Mal erlebt. Immer waren es die Mädchen mit Locken, die neue Eltern fanden. Kinder wie sie, also Jungen mit glatten Haaren, hatten da nun mal keine Chance.

Rasmus ist sehr traurig darüber, denn er ist voller Sehnsucht. Vielleicht gibt es ja doch irgendwo Erwachsene, die Jungen mit glatten Haaren mögen und bei sich behalten wollen?

Aber als das nächste Mal ein Ehepaar kommt, um sich ein Kind auszusuchen, wählen sie Elsa aus, ein niedliches kleines Mädchen mit einem fröhlichen Lockenkopf – ganz wie Gösta es gesagt hat.

Rasmus ist mehr als traurig ein Junge mit glatten Haaren zu sein. Damit hat man keine Chance. So denkt er.

Vielleicht weißt du noch, wie diese Geschichte weitergeht. Wie Rasmus auf Oskar stößt. Oskar, den Landstreicher, der ihn mitnimmt auf seiner Wanderung. Und bei dem er lernt, lernt, lernt und lernt.

Und wie Rasmus schließlich das findet, was er gesucht hat.

Lass dir nun ein wenig Zeit, um all dem nachzuspüren….

(Frei nach Astrid Lindgren, Rasmus und der Landstreicher)

Lycopodium- Rubriken:

- Abscheu - Leben; gegen das
- Beachtung; schenkt allgemeinen Regeln keine
- Beschwerden durch - Enttäuschung
- Beschwerden durch - schlechte Nachrichten
- Beschwerden durch - Vernachlässigung; durch
- Entmutigt - Kindern, bei
- Furcht - Ziel nicht erreichen zu können; sein
- **Neid - Eigenschaften Anderer; auf**

Natrium muriaticum – Im Gletscher

Die Geschichte handelt von einem Bergsteiger am Mont Blanc, dem höchsten Berg der Alpen. Mit ein paar Kameraden wollte er den Aufstieg wagen, obwohl der Wetterbericht ungünstig war. Aber es sah doch alles so gut aus. Dann schlug das Wetter ganz plötzlich um und an weiteren Aufstieg war nicht mehr zu denken.

Und beim Abstieg passierte es: Sein Fuß fand keinen Halt, und er fiel in die Tiefe, bis er auf einem Eisvorsprung liegen blieb.

Er wusste nicht, wie lange er in der Gletscherspalte gelegen hatte. Zu Anfang hatte er noch nach den Kameraden gerufen. Dann hatte ihn die Kälte übermannt, und er hatte das Bewusstsein verloren.

Ganz langsam tauchte er nun wieder auf aus der Schwärze der Ohnmacht. Im Krankenhaus versuchte man sehr vorsichtig und geduldig, ihn nach und nach zu erwärmen, die Durchblutung wieder in Gang zu bekommen.

Der Schmerz trieb ihm die Tränen in die Augen.
Tränen – wie lange hatte er nicht mehr geweint? –

Seine Sinne schärften sich. Er hörte Geräte ticken und Menschen hin- und herlaufen. Und er begann immer mehr von seinem Körper zu spüren.

Was hatte ihn nur zu dieser waghalsigen Expedition getrieben? – Er wusste es nicht mehr. Sein Gedächtnis arbeitete lückenhaft. Er empfand nur ein vages Gefühl, vor irgendetwas weggelaufen zu sein. Das war jetzt aber egal.

Auch die Tränen waren egal, der Schmerz trieb sie ihm immer wieder in die Augen.
Heftiger, bissiger Schmerz, vor dem er nicht fliehen konnte.
Aber nach und nach gab es mehr Gefühl in seinem Körper.
Und auch wenn es wehtat – es war gut.
Als er anfing, sich wieder etwas zu bewegen, merkte er, wie geschwollen sein ganzer Körper war. Arme, Beine, Bauch – alles war unförmig dick.

Er hatte viel zu lange im Eis festgesteckt.

Und wieder jagte ihm der Schmerz Tränen in die Augen – er konnte sich nicht dagegen wehren – wollte es auch nicht. Denn er merkte, dass eben diese Tränen seinem geschundenen Körper guttaten. Mit den Tränen floss auch immer etwas von der Schwellung seines Körpers fort.

Erst langsam, fast unmerklich, dann immer deutlicher.
Als ihm das klar wurde, wusste er, er hatte etwas Wichtiges gelernt.
Und er wusste auch: *„Alles wird gut!"*

Natrium muriaticum - Rubriken:

- BENOMMENHEIT, Stumpfsinn, Betäubung - Schlaf, nach©
- **Betäubung - Frost; während**
- Gedächtnis - Gedächtnisschwäche - Ereignisse des Tages; für die
- Gedächtnis - Gedächtnisschwäche - geschehen ist; für das, was
- Torpor
- WEINEN - leicht, schnell
- WEINEN – schwierig"

(Vetter,2014, S. 191-19)

Nux vomica – Der Chef

Und Ihr Unbewusstes wird mich verstehen, wenn ich Ihnen von diesem Leitwolf erzähle, der lange und sehr erfolgreich sein Rudel anführte.

Ein wendiger und sehr starker Wolf, der so schnell keinem Streit aus dem Weg ging. Außerdem hatte er eine besonders feine Nase. So wurde er bald zum Chef des Wolfsrudels, das sich in den unendlichen Weiten der Taiga herumtrieb, auf der Suche nach guten Jagdgründen.
Seine Stärke, seine Schnelligkeit und sein guter Riecher verschafften ihm viel Anerkennung.

Einmal hatte er das Rudel in besonders gute Jagdgründe geführt. Hier konnten sie lange bleiben. Immer gab es genug zu fressen, und allen ging es gut.

Es war das Recht des Anführers, immer als erster seine scharfen Zähne in das Wildbret zu schlagen und die besten Stücke für sich zu beanspruchen. Das war gut, denn er brauchte viel und gute Nahrung, um seine Aufgabe zu erfüllen. Nie hatte er die Muße, um wie die anderen genüsslich die Mahlzeiten einzunehmen. Immer blieb er wachsam, aufmerksam, angespannt – und er fraß schnell.

Seine Autorität war absolut. Meist genügte ein scharfer Blick, um einen Widersacher zum Schweigen zu bringen. Aber Widersacher gab es selten.

In der ruhigen Gegend, in der sie sich jetzt aufhielten, hätte er sich mehr Zeit gönnen können, aber seine Wachsamkeit für das Rudel ließ keine Sekunde nach. Und so fuhr er fort, seine Mahlzeiten schnell zu hinunter zu schlingen. Dabei war das Leben gemütlicher geworden, und er musste keine langen Strecken mehr laufen. So kam es, dass er – ohne es selbst zu merken – langsam runder wurde, fülliger, vielleicht sogar ein bisschen bequemer.

Eines Tages passierte es dann. Ein paar junge Wölfe, die endlich weiterziehen wollten, griffen ihn an. Seine wütenden Blicke nutzten nichts mehr, es kam zum offenen Kampf. Noch immer war er der stärkste Wolf im Rudel, seine Zähne und Krallen scharf. Seine Prankenhiebe trafen die jungen Wölfe so, dass sie bald genug hatten und sich jammernd zurückzogen.

Aber er selbst hatte es gespürt. Sein Herz hatte sich ein paar Mal fast überschlagen, der Kopf dröhnte, und er japste und keuchte laut. Außerdem war er schrecklich durstig.

Diese Schwäche war neu für ihn, und sie beunruhigte ihn sehr. Er lief zum See, um zu trinken und um nachzudenken. Und bald wurde es ihm klar: Bei aller Wachsamkeit für das Rudel hatte er nicht auf sich selbst aufgepasst. Seine Nachlässigkeit hatte ihn geschwächt. Sein schlimmster Feind war er selbst.

Unser Anführer wurde richtig froh, als er das herausgefunden hatte. Denn kämpfen konnte er. Er besaß die Schläue, die Erfahrung und die Zähigkeit, und einem Streit war er noch niemals aus dem Weg gegangen. Auch nicht einem Streit in sich selbst.

Er verriet es niemandem. Noch immer war er der Erste bei den Mahlzeiten, noch immer wurden die besten Stücke für ihn reserviert. Aber seine Wachsamkeit galt nicht mehr nur dem Rudel. Er passte auf sich selbst auf, fraß langsamer und mit vielen Pausen. Dann konnte er umherblicken und alles unter Kontrolle halten. Er wurde sehr bewundert dafür.

Und er fing an, abends lange in den Jagdgründen herumzulaufen. So gewann er seine alte Schnelligkeit und Spannkraft wieder, und sein Herz schlug einen ruhigen Takt. Den anderen erzählte er, er wolle so den Überblick über die Lage erhalten. Das stimmte.

Auch dafür wurde er sehr bewundert.
Er war und blieb der Erste.

Nux- vomica – Rubriken:

- Angst - Gesundheit; um die
- **Ehrgeiz - erhöht, vermehrt, sehr ehrgeizig - Wettbewerb mit anderen, vergleicht sich mit ihnen; steht**
- Empfindlich - Gerüche; gegen
- Entschlossenheit
- Geschäftig - hat keine Zeit
- Kämpfen, möchte
- Schnell im Handeln
- Selbstbetrachtung
- Vorsicht

Phosphorus – Das Krokodil, das getragen werden wollte

Es war einmal ein Krokodil, das lebte in einem großen Strom im Dschungel. Im Wasser fühlte es sich zuhause. Vor allem auch, weil es einen maßlosen Appetit hatte. Kein Fisch war ihm zu klein oder zu groß, kein Flusspferd zu dick und keine Wasserschlange zu schnell. Es war unersättlich und fraß einfach alles, was ihm vor sein großes, zähnestarrendes Maul kam.

An Land hatte es seinen festen Platz zum Ausruhen, immer neben einem großen Baumstamm, den das Wasser vor Jahren an Land gespült hatte. Dorthin zog es sich zurück, wenn es satt war und die warme Sonne und die Ruhe genießen wollte. Gestört wurde es fast nie, denn alle Tiere hielten einen respektvollen Abstand zu ihm. Sogar die anderen Krokodile kamen ihm nicht zu nahe. Seine scharfen Zähne und seine blitzartige Schnelligkeit waren bekannt …

Eines Tages – es hatte wieder mal gefressen und gefressen und gefressen – spürte das Krokodil, dass es zu viel war. Es konnte sich gerade noch zu seinem Ruheplatz schleppen, dann ging nichts mehr. Der Bauch schmerzte höllisch, und sein ganzer Körper fühlte sich so steif und schwer an. Es konnte sich kaum noch bewegen!

Oh – ja! – es wusste, was es dann tun musste. Es kannte die Heilkräuter, die ihm dann helfen konnten – es war nicht das erste Mal, dass es sich überfressen hatte. Das Dumme war nur – diese Kräuter wuchsen auf der anderen Seite des Flusses, es hätte kurz hinüberschwimmen müssen. Aber gerade das ging nun nicht. Es fühlte sich einfach zu schwer dazu.

Ja – früher, als es noch ein kleines Krokodil war… Da hätte ihn seine Mutter einfach in sein Maul genommen und ihn über den Strom transportiert. Oder es wäre auf dem Rücken seines Vaters mit geschwommen. Aber seine Eltern waren lange tot.

Das Krokodil versuchte, die anderen Krokodile herbeizurufen. Aber das war sinnlos. Niemand glaubte ihm seine Hilflosigkeit. Alle dachten nur an sein riesiges Maul mit den messerscharfen Zähnen. Alle kannten seinen maßlosen Appetit.

So lag das Krokodil von Schmerzen geplagt und hilflos neben dem großen Baumstamm und weinte doch tatsächlich ein paar große Krokodilstränen.

Dann hörte es plötzlich eine Stimme: *„Weißt du eigentlich, dass ich Dir helfen kann?"* Es schaute sich um. *„Wer redete denn da mit ihm?"*

„Du glaubst es vielleicht nicht", kam es vom Baumstamm her, *„aber ich kann Dir wirklich helfen."*

Es war also tatsächlich der Baumstamm, der mit ihm redete.

„Du?", antwortete das Krokodil zweifelnd, *Du willst mir helfen können? Du liegst doch hier seit Jahren nur herum und tust rein gar nichts."*

„Ich tue eine Menge", antwortete der Baumstamm, „*ich sehe Dir zu, wenn Du auf Beutefang gehst oder wenn Du Dich ausruhst. Ich höre immer mit, wenn Du Selbstgespräche führst.
Ich weiß genau, wie viele Zähne Du im Maul hast, und wie Du es anstellst, mit einem einzigen Schlag eine Gazelle zu töten. – Ich weiß auch, dass Du einmal weit, weit stromaufwärts geschwommen bist, einfach nur so aus Neugier. Ich kenne Dich gut."*

„Das stimmt", sagte das Krokodil eifrig, „*es waren bestimmt 200 km stromaufwärts – und ich bin sogar ein paar Stromschnellen hinauf. Das war toll! Man muss sehr geschickt sein, wenn man da durch will, jeden kleinen Vorsprung nutzen.
Na – und Kraft braucht man natürlich auch. Kraft und Wendigkeit.
Oh – wie habe ich das genossen!"*

Die Erinnerung an dieses Abenteuer kehrte in den Körper des Krokodils zurück. Es spürte das etwas kühlere, schnell strömende Wasser an seinem Panzer, es roch den herumwirbelnden Wassernebel, und es empfand die Kraft und Geschicklichkeit in seinen Muskeln. Die lähmende Schwere wich zurück.

Trotzdem – allein zum anderen Ufer zu schwimmen – das konnte es sich nicht vorstellen.

„Was soll das alles" meinte es, „*es ist schön, mit Dir zu reden, aber das hilft mir auch nicht. Ich müsste hinüber auf die andere Flussseite, dorthin, wo die Heilkräuter wachsen. Aber ich kann einfach nicht."*

„Doch – das geht", antwortete der Baumstamm, *es ist gar nicht so schwer!*

Du brauchst mich einfach nur ins Wasser zu schieben. Dafür reicht Deine Kraft in jedem Fall. Wenn ich dann richtig auf dem Wasser liege, schwingst du Dich auf mich, und wir schwimmen zusammen rüber. Natürlich – paddeln und steuern, das musst Du schon selbst, aber tragen kann ich Dich – ganz leicht."

„Ja – so könnte es gehen." – Ohne lange nachzudenken fing das Krokodil sofort mit der Arbeit an. Kraft hatte es immer noch genug, aber sein Bauch schmerzte schon heftig. Doch es hatte es bald geschafft. Mit ein paar schnellen Bewegungen legte es sich längs auf den Baumstamm und fing an, mit den Vorder- und Hinterpranken zu paddeln.

Der Strom floss ruhig und träge, Baumstamm und Krokodil steuerten langsam auf die andere Uferseite zu. Kurz darauf hatten sie ihr Ziel erreicht.

Das Krokodil schob den Baumstamm ein ordentliches Stück auf den Strand, damit er nicht weggespült werden konnte und ging augenblicklich daran, Heilkräuter zu fressen. Sehr schnell fühlte es sich besser, und es legte sich um auszuruhen neben den Baumstamm an den Strand. Es war genauso ruhig und schön wie immer. Aber eine Frage beschäftigte ihn doch:

„Sag mal", fragte es den Baumstamm, *„warum hast Du mir eigentlich geholfen?"*

„Ich mag Dich eben", antwortete sein Freund.

Phosphorus - Rubriken:

- Amüsement, Vergnügen - Verlangen nach
- Anstrengung - körperliche Anstrengung - Verlangen nach
- Bulimie
- Getragen - Verlangen getragen zu werden
- **Liebe - Freunde; für**
- Mutig
- Neugierig
- Reisen - Verlangen nach
- Weinen - unwillkürlich

Pulsatilla – Wildgänse

Und diese Geschichte hat gar nichts mit Ihnen zu tun, aber Sie kennen sie vielleicht.

Es geht um Nils Holgerson, einem kleinen verzauberten Däumling auf einem Hof in Schweden. Er war recht unglücklich darüber, dass er so winzig klein geworden war, aber einen Vorteil hatte sein neues Dasein doch: Er verstand die Sprache der Tiere!

So bekam er mit, dass der Gänserich Martin, der jung und kräftig war, immer unruhiger auf dem Hofgelände herumlief. Und Nils verstand auch, warum. Wie jedes Frühjahr hatten Wildgänse auf den Weiden um den Hof herum Station gemacht. Wie immer ruhten sie sich hier eine Zeit lang aus und fraßen sich ordentlich satt an dem jungen frischen Grün. Sie sammelten Kraft für den großen Flug nach Norden. Oft flogen ein paar der jüngeren Gänse über den Hof.
Nils verstand ihre Rufe, mit denen sie Martin lockten: *„He – komm mit! Bald geht es nach Norden – in die Weite, die Freiheit! – Komm mit! Du passt so gut zu uns!"*

Dann rannte Martin unruhig hin und her, flog wohl auch einmal ein Stück und antwortete: *„So gerne, so gerne, aber..."* – Nie warteten die Wildgänse ab, was nach dem >aber< kommen sollte. Immer drehten sie schnell ab und flogen zurück zu ihrer Gruppe.

Jeden Tag ging das so, und Nils merkte, dass Martin immer unruhiger wurde. Oft stand der Gänserich nachdenklich herum, schaute in den Himmel und seufzte: *„Ach, könnte ich doch mit meinen Brüdern und Schwestern in die Weite fliegen."* – *„Warum tust Du es nicht"*, fragte Nils dann, *„Du bist groß und stark, Du schaffst das!"* – Meist schwieg Martin, aber einmal antwortete er: *„ich trau mich nicht. Was wird, wenn die Gänse mich doch nicht mögen. Dann bin ich ganz allein."* –

Aber auch die Wildgänse wurden unruhiger. Ihre Leitgans, die erfahrene Akka von Kebnekaise, musste oft die Jüngeren, die drängelten und aufbrechen wollten scharf zurechtweisen. Noch brauchten sie mehr Ruhe, mussten noch mehr Kraft sammeln vor der großen Tour.

Nils bekam das alles mit und auch ihn erfasste eine große Sehnsucht. Immer häufiger ging er wie zufällig zu Martin auf die Weide. Er erzählte dem Gänserich von der Schönheit des Nordens, den klaren blauen Seen, der Weite und der Freiheit. Er vergaß auch nie hervorzuheben, wie jung und stark Martin doch sei mit perfektem Gefieder für lange Flüge. Sogar für einen kleinen Däumling wäre noch Platz darin. Aber nie ließ sich Martin zu mehr als zu einem kleinen Flug hinreißen – immer kehrte er zum Hof zurück.

Dann kam für die Wildgänse der Tag der Abreise. Es war früher Morgen und das Wetter war bestens: klarer Sonnenschein und etwas Wind. Akka von Kebnekaise hatte ihre Schar perfekt formiert. Jede Gans kannte genau ihren Platz und wusste, was sie zu tun hatte. Die Gänse schnatterten aufgeregt. Endlich, endlich ging es los! Dann gab Akka das Zeichen zum Aufbruch. Die Schar erhob sich in die Luft, und die Keilformation setzte sich flügelschlagend und schnatternd in Bewegung. Es war ein schönes Bild. Das Gefieder der Gänse glänzte in der Sonne, ihre munteren Schreie waren weit zu hören.

Nils lief zu Martin und schrie: *„Sie fliegen, Martin, sie fliegen!"* – Er schwang sich auf Martins Rücken und krallte sich im Gefieder fest, während der Gänserich die Weide entlanglief.

Nun ordnete Akka eine letzte Kurve über dem Hof an. Die Rufe der Gänse wurden immer lauter: *„Es geht los! Komm mit! Es geht los!!"* –   Sie waren jetzt ganz dicht über Nils und Martin, dessen Hals immer länger wurde.

Dann war plötzlich nur Akkas starker Ruf zu hören:

„Zahme Gänse träumen von der Freiheit – Wildgänse fliegen!"

Auf einmal war Martin in der Luft. Er wusste selbst nicht, wie es dazu gekommen war, aber er flog! Mit großen, kraftvollen Flügelschlägen folgte er wie selbstverständlich der Gänseschar und fand seinen Platz. Es fühlte sich gut an. Wie bei den anderen war die Spannung von ihm abgefallen. Alle bewegten sich auf ihr Ziel zu.

Nils ruckte sich derweil in Martins Gefieder zurecht und jubelte: *„Du schaffst es Martin, du schaffst es – wir fliegen!"*

Ja – es fühlte sich gut an. –

Martin und Nils erlebten noch viele Abenteuer zusammen. Dies war der Anfang.

(frei nach Selma Lagerlöf, Nils Holgerson, 1907).

Pulsatilla - Rubriken:

- **Entmutigt - Unentschlossenheit; mit**
- GEISTESKRANKHEIT, Verrücktheit - reisen, mit Verlangen zu ©
- GESELLSCHAFT - Verlangen nach ©
- GESELLSCHAFT - Verlangen nach - Fieberhitze, während ©
- Getragen - Verlangen getragen zu werden
- Ruhelosigkeit - Bewegung - amel.
- Ruhelosigkeit - treibt umher
- RUHELOSIGKEIT, Nervosität - Bewegen - muss sich ständig ©
- RUHELOSIGKEIT, Nervosität - treibt ihn von einem Ort zum andern ©
- VERLANGEN, verlangt nach - nicht vorhanden sind, nach Dingen, die ©
- Verlangen, Wunsch nach - voller Verlangen
- Veränderungen - Verlangen nach

(Vetter, 2014, S. 217-220)

Sepia – Am See

Die Oberfläche eines Sees mag bewegt oder glatt sein, immer aber birgt er unzählige Geheimnisse, die dem Betrachter verborgen bleiben.

Man ahnt nichts von den kleinen Schnecken, die sich im Wasser an die Schilfstängel klammern und schon gar nichts von den Fischen, die dort ihre Laichründe haben. Manchmal sind – für kurze Momente – kleine Fischlein zu sehen, die kurz durch die Wasseroberfläche hindurch stoßen, aber schon einen Wimpernschlag später deutet nichts mehr darauf hin.

In manchen Seen wurde so einiges versenkt, was irgendjemand loswerden wollte – kein See gibt so leicht ein Geheimnis preis. Doch manchmal wird mit großem Aufwand nach etwas gesucht. Dann kommen Baggerschiffe und Taucher, die mit ihren Scheinwerfern Licht in die dunkle Tiefe bringen. Oft ist all ihre Mühe vergebens, aber ab und zu finden sie etwas ungeheuer Wertvolles – ja sogar einen richtigen Schatz!

Sepia – Rubriken:

- **Geheimnistuerisch, verschlossen**
- Geiz
- LICHT, allgemein - Tageslicht, agg. (M)
- SUCHEN (M)

Silicea – Sand

Ihr Weg führt Sie nun zum Strand. Ein zauberhafter Strand mit ganz wundervollem, fast weißen Sand und einem freundlichen, blauen Meer mit ruhigen, langsamen Wellen. Hier finden Sie ein Plätzchen – wie geschaffen für Sie, und Sie machen es sich hier so richtig bequem: strecken sich im warmen Sand aus, räkeln sich vielleicht ein bisschen – lassen es sich gut gehen.

Ab und zu lassen Sie eine Handvoll Sand durch die Finger rieseln. Wie weich der Sand ist! Sie liegen gut darauf. Dabei ist jedes einzelne Sandkorn hart wie Stein. Und es mag Ihnen einfallen, wie Sie als Kind damit gespielt haben. Burgen bauen, Sandkuchen backen, kleine Förmchen ausfüllen. Ganz schnell ließ sich etwas aufbauen und wieder verändern. Aber der Sand bleibt derselbe. So gut formbar und doch unveränderlich. Ja.

Silicea – Rubriken:

- Beharrlichkeit
- **Bestimmtheit**
- Nachgiebigkeit

Sulphur – Der Akkordeon Spieler

Ich muss gerade an jemanden denken, den ich gar nicht näher kenne, der mich aber trotzdem sehr beeindruckt hat.

Die kleine norddeutsche Stadt, in der ich ab und zu einkaufe, hat – wie die meisten Städte – eine verkehrsfreie Einkaufsstraße. Dort sitzt, immer an derselben Stelle, ein alter Mann, der auf seinem Akkordeon spielt. Das ist an sich nichts Ungewöhnliches. Überall gibt es Straßenmusikanten, die sich ein bisschen Geld erspielen.

Das Besondere an diesem Musikanten aber ist, *wie* er das tut. Er bewegt fast nur seine Finger. Nur sehr selten neigt er den Oberkörper ein wenig und auch seine Füße stehen still. Und trotzdem ist die Freude, mit der er musiziert, deutlich spürbar. Ganz direkt und unmittelbar. Dabei spielt er nicht einmal laut, eher unauffällig im Hintergrund.

Die Menschen der Kleinstadt mögen ihn. Sehr oft landen ein paar Cent in dem kleinen Teller, der vor ihm steht, und jedes Mal bedankt er sich mit einem Nicken und einem strahlenden Lächeln, das einfach ansteckend wirkt. Man spürt: Hier sitzt kein armer, hier spielt ein reicher Mensch, der großzügig von seinem Reichtum abgibt, seiner Freude an der Musik und am Leben.

Einmal war der Akkordeon-Spieler für ein paar Wochen verschwunden, und die Stadt schien irgendwie grauer als sonst. Ein Artikel in der Lokalzeitung erklärte warum: Irgendjemand hatte den Musikanten wegen „ruhestörenden Lärmes" angezeigt, und das Ordnungsamt sah sich gezwungen einzuschreiten.

Das musste ihn schwer getroffen haben. Er tat doch nur das, was er am liebsten tat: Musizieren! Und er merkte doch täglich, dass er damit Freude und Zuversicht verbreitete. Und das war plötzlich Lärm und damit verboten? –

Aber auch die Kleinstädter waren betroffen. Der Akkordeon-Spieler fehlte ihnen. Nicht so sehr die Musik – nein, Musik gibt es überall im Übermaß – es war seine freundliche Art, sein ansteckendes Lächeln, sein großzügiges Verteilen von Lebensfreude. Das alles war nun verschwunden.
So grummelte es in der Stadt.

Bis er plötzlich wieder da war. Ein paar Ecken weiter hat er nun seinen Stammplatz.

Und nun ist es wieder wie vorher. Der Akkordeon-Spieler spielt, lächelt und nickt. Die Bewohner der Stadt nehmen gern von seinem Reichtum, lassen sich anstecken von seiner Lebensfreude. Oft bedanken sie sich mit etwas Geld und häufig auch mit ein paar netten Worten. Die Stadt ist wieder heller geworden.

Wenn es im Herbst kalt, feucht und grau wird, trägt er Handschuhe, Schal und Mütze, aber das Akkordeon spielen kann er nicht lassen.

Die Freude muss ja irgendwo hin.

Sulphur – Rubriken:

- Beharrlichkeit
- **Liebevoll, voller Zuneigung, herzlich**
- Musik - Talent für
- **Wahnideen - Reichtum, von**
- Wohlwollen, Güte

TRANCETEXTE FÜR „ALLE FÄLLE"

Krankheit schränkt sehr oft den Zugang zu den eigenen Ressourcen ein.
Die folgenden Texte sind darauf ausgerichtet, das Unbewusste in Richtung der Ressourcen des Patienten zu lenken und diese zu verstärken.

Der Falter

Neulich habe ich an einem See eine interessante Beobachtung gemacht.

Ein kleiner Schmetterling, ein Nachtfalter, war ins Wasser gefallen. Meist endet so etwas ja damit, dass sich ein Fisch diesen Happen schnappt.

Aber diesmal war es anders. Der kleine Falter paddelte und paddelte und paddelte – sicher aus Leibeskräften. Aber das Aufregende war – er paddelte Richtung Ufer!

Für so ein kleines Insekt musste dieser See wie ein riesiges Meer sein, auf dem es ganz einsam und allein herumschwamm. Es konnte das Ufer, das so etwa zehn Meter von ihm entfernt war, sicher nicht sehen – so von der Wasseroberfläche aus.

Aber irgendeinen geheimnisvollen inneren Kompass musste es haben. Der kleine Falter hielt den Weg ganz gradlinig ein. Es gab keinerlei noch so geringfügige Richtungsänderungen nur stetes, emsiges Paddeln. Stur immer in die richtige Richtung. Ich beobachtete das spannende Geschehen weiter, und ich muss sagen, dass mir etwas mulmig wurde, als der Falter plötzlich kurz vor dem Ufer zu paddeln aufhörte.

War er erschöpft? – War es nun endgültig aus und vorbei? – Aber nein! Der kleine Falter hatte nur eine kurze Pause eingelegt. Dann ging es weiter. Paddeln, paddeln, paddeln, paddeln – lebensnotwendig und zielstrebig – weiter und weiter.

Ich muss schon sagen, ich staunte und bewunderte dieses Wesen.

Und dann schließlich erreichte er einen umgeknickten Schilfstängel, der ins Wasser ragte und krabbelte an ihm hoch. Dort ruhte er sich ein bisschen im warmen Sonnenlicht aus. Dann putzte er ausgiebig seine Fühler und seine Flügel.

Und dann hob er doch tatsächlich ab und flog davon! Ganz leicht und natürlich. So wie Schmetterlinge eben fliegen...

Sehen

Und Ihr Unbewusstes wird mich verstehen, wenn ich diese kleine Geschichte erzähle: Es gibt Städte, in denen kann der Nebel unglaublich schnell hereinbrechen. London gehört dazu oder auch Antwerpen. Es ist ja auch egal, wo das gewesen ist. Jedenfalls hatte ein Reisender sein Hotel zu einem Spaziergang verlassen. Kurz darauf brach ein so dichter Nebel herein, dass er sich völlig verirrte und bald nicht mehr wusste, wo er war. Er wurde immer ängstlicher, denn er musste befürchten, über einen der vielen Kais ins Wasser zu fallen. Niemand würde ihn dann finden. Er taumelte in den dichten Nebelschwaden umher, und er rief vergebens die vorüberhuschenden Schatten der Passanten an – aber niemand kümmerte sich um ihn.

Plötzlich tappte ihm jemand auf die Schulter.

„AH", rief der Reisende erfreut, „Sie sind meine Rettung! Ich habe mich hier im Nebel verirrt und weiß nicht, wie ich das Gigantic-Hotel wieder erreichen soll!?"

„Das Gigantic?" antwortete der Passant, „aber das ist ja zwei Schritte von hier. Geben Sie mir Ihren Arm, ich führe Sie hin."

Ein paar Augenblicke später erkannte der Reisende das hellleuchtende Hotelportal. Natürlich bedankte sich sehr bei seinem Begleiter.

„Wie haben Sie in dem entsetzlichen Nebel den Weg so sicher finden können?" fragte er erstaunt.

„Oh", murmelte der andere mit erhobenem Haupt, „das ist recht einfach: weil ich blind bin!" (nach Sigismund v. Radecki: Sehen, 1953)

Der Wegerich

Wenn Sie sich ich jetzt auf einen kleinen Spaziergang begeben, irgendein kleiner Schotterweg mit einem Grünstreifen in der Mitte – dann möchte ich Sie bitten, Ihre Aufmerksamkeit einmal auf die Pflanzen zu Ihren Füßen zu richten.

Und vielleicht ist Ihnen der Breitwegerich auch schon einmal aufgefallen. Vielleicht auch nicht, denn es ist eine ganz unscheinbare kleine Pflanze mit breiten Blättern und einer unauffälligen, langstieligen grünen Blüte. Man trifft ihn auf fast jedem Spaziergang.

Ich habe mich schon oft gefragt, warum Wegeriche ausgerechnet so gern auf Wegen wachsen. Dort, wo immer irgendjemand auf ihnen herum trampelt oder sogar herum fährt; denn sie halten sogar den Druck von Reifen aus. Für andere Pflanzen ist verdichtete, festgetrampelte Erde nicht sehr verlockend. Gerade mal ein paar Gräser halten es dort aus, und der eine oder andere Löwenzahn. Immer aber gibt es eine Menge Breitwegeriche. – Erstaunlich.

Es ist, als könnten sie gerade unter diesen schwierigen Umständen besonders gut gedeihen, als seien sie gerade für dieses harte Leben geschaffen, als würden sie durch das Herum-Getrampel immer nur stärker und stärker. Sie werden sogar so stark, dass sie heilende Kräfte entwickeln. Bei Blasen und wunden Stellen lindern Wegerichblätter die Schmerzen schnell und beschleunigen die Heilung. Viele Wanderer wissen und nutzen das und legen Blätter auf die wunden Stellen am Fuß. Dann gehen sie fröhlich weiter und treten dabei oft auf solche Pflanzen. Und diese werden dann einfach wieder stärker und breiten sich aus. Eine tolle Begabung!

Biber

Wenn man das Glück hat, einen Biber beobachten zu können, spürt man sofort: Der macht das gern! Ob er mit seinen starken Zähnen Birken annagt, bis sie umfallen, ob er im Wasser schwimmende Baumstämme manövriert oder an einer Höhle baut – immer ist er mit einer solchen Intensität und Energie bei der Arbeit, dass es eine Freude ist. Es macht enormen Spaß, diesen schnellen und wendigen Tieren zuzusehen, und es wirkt ansteckend.

So ein kleiner Biber kann einen richtig großen Baum fällen und man kann sich nur wundern, dass sie sich das zutrauen. Aber ich glaube nicht, dass sie sich viele Gedanken über die Größe ihrer Aufgabe machen. Sie legen einfach los und packen es an.

Ja – *sie* legen einfach los und packen es an. Und *sie* haben enormen Spaß dabei!

Schwimmen

Und wir sprachen gerade darüber, dass Sie im Sommer gern mal schwimmen gehen, und dass Sie das auch richtig genießen können.

Da möchte ich Sie bitten, sich an die Zeit zu erinnern, als Sie es noch nicht konnten – so als Kind.

Zuerst hatten Sie sicherlich Ihren Spaß im Wasser zu patschen und zu platschen. Sie haben gelacht und sich gefreut über die silbrigen Wassertropfen, die Sie hervorzaubern konnten, haben gestaunt darüber, dass Sie das Wasser nicht festhalten konnten mit den Händen, obwohl es doch so groß ist.

Irgendwann hatten Sie dann so einen Schwimmring oder eine andere Schwimmhilfe um den Bauch oder Schwimmflügel an den Armen. Und Sie fingen an, die Schwimmbewegungen der größeren Kinder nachzuahmen. Vielleicht hatten Sie sogar jemanden, der Ihnen das genauer gezeigt hat.

Jedenfalls – irgendwann wollten Sie das können. Sich wie die Größeren ohne Angst in und auf dem Wasser bewegen. Vom Rand ins Wasser springen und lachend wieder auftauchen.

Aber erst mal mussten Sie das ganz schön üben und vor allem mit diesem komischen Gefühl umgehen lernen, das Sie auch immer hatten, wenn Sie im Wasser waren. Dieses Gefühl, das damit zu tun hatte, dass die Erwachsenen immer so wachsam waren und immer so aufpassten, wenn tiefes Wasser in der Nähe war. Und vielleicht musste Ihnen ja sogar mal jemand helfen, wenn Ihr Kopf unter Wasser geraten war. Luft holen ging dann nicht. Stattdessen haben Sie Wasser geschluckt und so richtig Angst bekommen – kann schon sein. Aber gut, dass Ihnen da jemand helfen konnte. Ja. –

Aber dann, irgendwann war es soweit, dass Ihr Zutrauen in sich groß genug war, und Sie die Schwimmhilfen weglassen wollten. Sie hatten es ja auch oft genug bei den anderen gesehen.

Irgendwann also war Ihr Vertrauen in sich selbst groß genug und auch das Vertrauen darin, dass das Wasser Sie tragen wird. Sie haben das dann einfach geglaubt.

Und Sie haben Ihren ersten, Ihren allerersten freien Schwimmzug gemacht.
Und einen Moment lang gespürt: Ja! – Es funktioniert! Es funktioniert auch bei mir!

Von da an war alles nur noch eine Frage der Übung. Es dauerte vielleicht noch eine Zeit lang, aber dann gehörten Sie unwiderruflich zu den Schwimmern. Zu denen, die sich ruhig und gelassen durchs Wasser gleiten lassen können.

Und ob Sie nun ein sehr guter oder ein ganz passabler Schwimmer geworden sind, spielt keine Rolle. Wichtig ist, dass Sie diesen Moment erlebt haben. Diesen Moment, in dem aus Vertrauen in Ihre eigenen Kräfte und dem Glauben, dass das Wasser Sie trägt, Erfahrung geworden ist.

Die Erfahrung: Ich kann das!
Und die guten Gefühle dieses ganz speziellen Momentes werden sich immer dann in Ihnen ausbreiten, wenn Sie sie besonders brauchen. Wenn die Anforderungen an Sie hoch sind, und Sie noch nicht so recht wissen, wie das alles gehen soll.
Dann wird Ihnen dieser Moment einfallen, und ein Gefühl wird Sie stärken:
„Ich kann das! Ja – ich kann das!"

RÜCKFÜHRUNG IN DEN WACHZUSTAND

Es sollte genügend Zeit eingeplant werden, um dem Patienten eine ruhige Rückorientierung zu ermöglichen.

Manche Patienten möchten das Erlebte gern noch ausführlich besprechen. Darauf sollte sich der Therapeut nur in Ausnahmefällen einlassen. Fast immer ist es besser, die Eindrücke der Hypnose in Ruhe nachwirken zu lassen und erst beim nächsten Termin Einzelheiten zu besprechen. Das gilt natürlich nur für einen positiven Verlauf.

Tauchen unerwartet alte Traumata auf, müssen diese besprochen und ggf. in einer erneuten Trance bearbeitet werden. Auf jeden Fall sollte der Patient die Praxis positiv gestimmt verlassen.

Um eine sichere Rückorientierung zu erreichen, lasse ich den jeweiligen Patienten die sechsstufige Treppe wieder emporsteigen, die er während der Induktion hinabgestiegen ist.

Dazu gebe ich folgende Suggestionen:

"Eine Zeit lang verweilen Sie noch an Ihrem eigenen Traumplatz, an dem Sie sich so wohlfühlen. Genießen die ganze Atmosphäre dort. Die warme Sonne auf der Haut, den leichten leisen Seewind in den Haaren und im Gesicht und diesen Duft nach Salz und Tang in der Nase....
      (oder eine jeweils andere Traumlatzbeschreibung)
Bis Sie irgendwann spüren: es wird Zeit – Zeit für den Rückweg. Den Rückweg in das wache Leben. Sie schauen sich noch einmal um und saugen die ganze Atmosphäre ganz tief in sich ein. Dann verabschieden Sie sich und begeben sich zu der kleinen Treppe. Zu dieser kleinen Treppe mit den sechs Stufen – Sie kennen sie nun schon. Und ich zähle Ihnen die Stufen dieser Treppe wieder langsam vor, wenn Sie sie nun hinaufsteigen. Bei jeder Stufe werden Sie ein bisschen wacher werden, ein bisschen munterer und bei sechs werden Sie die Augen aufschlagen, ganz wach,

ganz frisch, ganz klar sein, wie nach einem langen und tiefen Schlaf. Und ganz vergnügt!

- **Eins** – *das Tor Ihres Unbewussten schließt sich wieder.*
- **Zwei** – *der Wunsch wieder wacher zu werden, wird nun stärker in Ihnen und Sie werden immer wacher und immer wacher.*
- **Drei** – *Sie werden nun immer wacher und immer wacher. Arme, Beine, alle Muskeln und Gelenke sind nun federleicht und frei beweglich. Federleicht und frei beweglich ist nun auch Ihr Kopf.*
- **Vier** – *Sie werden nun immer wacher und immer wacher. Und vielleicht möchten Sie Hände oder Füße schon ein bisschen bewegen, oder einmal tief durchatmen – ja so ist das sehr schön.*
- **Fünf** – *Sie werden nun immer wacher und immer wacher, und Sie nehmen meine Stimme wieder ganz normal und vielleicht ein bisschen lauter wahr.*
- **Sechs** – *die Augen auf! – Hallo!"*

Dieses ist eine Rückführung mit sehr direkten Suggestionen.

Man kann aber auch den Patienten durch indirekte Hinweise in den Wachzustand zurückbegleiten:

„*Nachdem Sie so viel Arbeit geleistet haben, haben Sie vielleicht noch das Bedürfnis, ein wenig an Ihrem eigenen kleinen Traumplatz zu verweilen. Dort noch etwas aufzutanken, und es sich gut gehen zu lassen. Ja...*

Und irgendwann mag der Wunsch in Ihnen aufkommen, all das Wichtige in das wache Leben mitzunehmen, gut abgespeichert und immer verfügbar. Deshalb lassen Sie sich nun Zeit, sich zurückzufinden, Arme und Beine, Ihren ganzen Körper wieder zu spüren, die Umgebung wieder bewusster wahrzunehmen. Und dann, wenn es für Sie richtig ist, mögen Sie anfangen, sich ein bisschen zu bewegen, vielleicht sogar zu räkeln, um dann wieder ganz wach, frisch und klar im Hier und Jetzt anzukommen."

NACH DER HYPNOSE

Direkt nach der Hypnose brauchen viele Patienten noch ein paar Augenblicke, in denen sie ungestört sein wollen. Es ist daher meist besser, sie weder direkt anzublicken noch anzusprechen, sondern einfach abzuwarten, bis die ersten Worte vom Patienten kommen.

Auch wenn der Patient wieder völlig in der Gegenwart zu sein scheint, kann man davon ausgehen, dass seine Aufmerksamkeit noch immer stark auf sein inneres Erleben gerichtet ist. Dies kann man nutzen, um einen positiven Abschluss zu verstärken. Der Therapeut sollte auf jeden Fall die gute Mitarbeit loben. Es können aber auch noch weitere, auf den jeweiligen Patienten zugeschnittene sanfte Suggestionen gegeben werden. Die Kenntnis der psychischen Arzneimittelbilder und der „Ressourcen-Rubriken" leistet dabei gute Dienste.

Hier ein paar Beispiele:

ARSENICUM ALBUM

Ressourcenrubriken

- Beharrlichkeit
- Empfindlich - Sinneseindrücke, gegen
- Fleißig
- Freude
- Froh
- Gedächtnis - gut, aktiv
- Geisteskraft - erhöht
- Hoffnung, voller
- Ideen, Einfälle - Reichtum an, Klarheit des Geistes
- Lebhaft, munter
- Leidenschaftlich
- Liebe - Familie; die

- Liebe - Kinder; liebt
- Liebevoll, voller Zuneigung, herzlich
- Lustig, fröhlich
- Lächeln
- Seelenruhe, Gelassenheit
- Sinne - scharf
- Spaßen
- Spontan, impulsiv
- Vorausplanend - alles im Voraus; plant
- Wachsam

Beispielsätze nach der Hypnose

- Es ist alles in Ordnung.
- Sie haben enorm viele Fähigkeiten, die Sie nutzen können.
- In der Ruhe liegt die Kraft.
- Es ist alles wunderbar vorbereitet.

CALCIUM CARBONICUM

Ressourcenrubriken

- Ehrlich
- Entschlossenheit
- Froh
- Gedanken - überlegt, bedacht
- Gedächtnis - gut, aktiv
- Hoffnung, voller
- Ideen, Einfälle - Reichtum an, Klarheit des Geistes
- Intelligent
- Intelligent - Kinder
- Konzentration - gut, aktiv

- Lachen - leicht
- Leidenschaftlich
- Gemüt - Liebe - Familie; die
- Liebevoll, voller Zuneigung, herzlich
- Lustig, fröhlich
- Milde
- Mitgefühl, Mitleid
- Neugierig
- Optimistisch
- Philosophie - Fähigkeit zu
- Spaßen
- Tiere - liebt Tiere, Tierliebe
- Tiere - liebt Tiere, Tierliebe - Katzen
- Verstand geschärft, vermehrt
- Wasser - liebt
- Wohlwollen, Güte

Beispielsätze nach der Hypnose

- Sie werden sehen – alles geht leichter.
- Arbeit ist nur das halbe Leben – wie schön, dass Sie jetzt mehr die andere Hälfte sehen können.
- Ich wette, ihre Katzen werden ihre positiven Veränderungen als erste bemerken.
- Sie sind in Sicherheit.

LYCOPODIUM

Ressourcenrubriken

- Angeln, Fischen - begabt fürs

- Begreifen, Auffassungsvermögen - leicht
- Diplomatisch
- Fleißig
- Froh - donnert und blitzt; wenn es
- Gedanken - überlegt, bedacht
- Gedichte, Verse, Reime - macht
- Gedächtnis - gut, aktiv - Musik, für
- Gedächtnis - gut, aktiv - Worte; für
- Hoffnung, voller
- Idealist
- Ideen, Einfälle - Reichtum an, Klarheit des Geistes
- Intellektuell
- Intelligent
- Konzentration - gut, aktiv
- Lachen
- Lebhaft, munter
- Leidenschaftlich
- Liebevoll, voller Zuneigung, herzlich
- Lustig, fröhlich
- Lächeln
- Lächeln - unwillkürlich
- Mitgefühl, Mitleid
- Neugierig
- Optimistisch
- Seelenruhe, Gelassenheit
- Singen - unwillkürlich
- Sinnlichkeit
- Spaßen
- Tiere - liebt Tiere, Tierliebe
- Wachsam
- Zuversichtlich

Beispielsätze nach der Hypnose

- Es gibt wenige Patienten, die das so gut können wie Sie.
- Sie werden Ihr Ziel erreichen.
- Sie werden all das Neue aufmerksam beobachten.
- Ihr Unbewusstes passt gut auf Sie auf.

NATRIUM MURIATICUM

Ressourcenrubriken

- Beharrlichkeit
- Blumen - liebt Blumen
- Fleißig
- Froh - Tanzen, Lachen, Singen; mit
- Gedächtnis - gut, aktiv - erinnert sich unwillkürlich an Dinge
- Gedanken - überlegt, bedacht
- Gedichte, Verse, Reime - macht
- Intellektuell
- Lachen - leicht
- Liebevoll, voller Zuneigung, herzlich
- Loyal
- Lustig, fröhlich
- Phantasien - lebhaft
- Seelenruhe, Gelassenheit
- Tanzen
- Tiere - liebt Tiere, Tierliebe
- Wohlwollen, Güte

Beispielsätze nach der Hypnose

- Sie werden merken, wie sich alles löst.

- Sie werden sehen – alles geht leichter.
- Sie haben eine sehr gute Vorstellungskraft.
- Sie können sich sicher einen Reim darauf machen.

NUX VOMICA

Ressourcenrubriken

- Aktivität - Verlangen nach
- Angeln, Fischen - mag
- Beharrlichkeit
- Behendigkeit, Beweglichkeit; geistige
- Ehrgeiz - erhöht, vermehrt, sehr ehrgeizig
- Ehrlich
- Energiegeladen; fühlt sich
- Erotisch
- Froh - abends
- Gedächtnis - gut, aktiv
- Gedanken - überlegt, bedacht
- Ideen, Einfälle - Reichtum an, Klarheit des Geistes
- Intellektuell
- Kämpfen, möchte
- Klarer Verstand
- Konzentration - gut, aktiv
- Lebhaft, munter
- Leidenschaftlich
- Mathematik - Begabung zur
- Mitgefühl, Mitleid
- Nachdenklichkeit

- Optimistisch
- Phantasien - lebhaft
- Schnell im Handeln
- Sinne - scharf
- Spannkraft
- Spaßen
- Spontan, impulsiv
- Zuversichtlich

Beispielsätze nach der Hypnose

- Sie werden Ihr Ziel erreichen.
- Sie schaffen das.
- Es wird sich ganz von allein klären.
- Sie werden gewinnen.

PHOSPHORUS

Ressourcenrubriken

- Begreifen, Auffassungsvermögen - leicht
- Beharrlichkeit
- Blumen - liebt Blumen
- Erotisch
- Gedächtnis - gut, aktiv
- Hellsehen
- Ideen, Einfälle - Reichtum an, Klarheit des Geistes
- Klarer Verstand
- Kunst - Talent zur
- Liebe - Familie; die
- Liebe - Freunde; für
- Magnetisiert - leicht zu magnetisieren

- Mutig
- Natur - liebt
- Phantasien - lebhaft
- Singen
- Sinne - scharf
- Sinnlichkeit
- Tiere - liebt Tiere, Tierliebe
- Verstand geschärft, vermehrt

Beispielsätze nach der Hypnose

- Sie werden sehen – alles geht leichter.
- Grenzen können auch schützen.
- Ihre Vorstellungskraft und Ihr Verstand arbeiten zusammen.
- Sie sind sehr begabt für Hypnose

PULSATILLA

Ressourcenrubriken

- Erotisch
- Fleißig
- Froh
- Gedanken - überlegt, bedacht
- Gedächtnis - gut, aktiv
- Ideen, Einfälle - Reichtum an, Klarheit des Geistes
- Intellektuell
- Lachen - leicht
- Liebe - Familie; die
- Liebevoll, voller Zuneigung, herzlich
- Lustig, fröhlich
- Mutig

- Spaßen - schalkhaft
- Tiere - liebt Tiere, Tierliebe
- Verstand geschärft, vermehrt
- Wasser - liebt
- Wohlwollen, Güte

Beispielsätze nach der Hypnose

- Sie werden sehen – alles geht leichter.
- Entscheidend ist, dass Sie sich wohlfühlen.
- Wie immer Sie sich entscheiden – es wird richtig für Sie sein.
- Zahme Gänse träumen von der Freiheit – Wildgänse fliegen.

SEPIA

Ressourcenrubriken

- Ehrlich
- Erotisch
- Fleißig
- Froh
- Froh - donnert und blitzt; wenn es
- Gedanken - tiefschürfend
- Gedanken - überlegt, bedacht
- Geschäftig
- Ideen, Einfälle - Reichtum an, Klarheit des Geistes
- Intellektuell
- Intuitiv, Intuition
- Konzentration - gut, aktiv
- Lachen - Weinen - Gelegenheit; Lachen oder Weinen bei jeder

- Lebhaft, munter
- Lustig, fröhlich
- Magnetisiert - leicht zu magnetisieren
- Meditieren, Nachdenken
- Pläne - macht, schmiedet viele Pläne
- Sachlich, vernünftig
- Singen
- Tanzen
- Tiere - liebt Tiere, Tierliebe
- Verstand geschärft, vermehrt
- Wohlwollen, Güte

Beispielsätze nach der Hypnose

- Das war wie ein Tanz!
- Ihnen kann jetzt ganz viel Neues einfallen.
- Es ist nur vernünftig, einmal andere Wege zu gehen.
- Ihre Intuition wird Ihnen helfen.

SILICEA

Ressourcenrubriken

- Angeln, Fischen - begabt fürs
- Beharrlichkeit
- Computer - liebt
- Eleganz, Anmut
- Entschlossenheit
- Erotisch

- Fleißig
- Froh
- Furchtlos
- Geschäftig
- Hellsehen
- Ideen, Einfälle - Reichtum an, Klarheit des Geistes
- Intelligent
- Konzentration - gut, aktiv
- Kunst - Talent zur
- Lachen - unwillkürlich
- Liebevoll, voller Zuneigung, herzlich
- Lustig, fröhlich
- Mathematik - Begabung zur
- Optimistisch
- Sachlich, vernünftig
- Sinne - scharf
- Sorgsamkeit, Sorgfalt
- Sprache - flüssig, gewandt
- Tanzen
- Tiere - liebt Tiere, Tierliebe
- Wasser - liebt
- Wohlwollen, Güte

Beispielsätze nach der Hypnose

- Sie sind richtig.
- Sie haben genau das Richtige herausgefischt.
- Die Gleichung geht auf.
- Sie werden sehen, Ihr Optimismus ist berechtigt.

SULPHUR

Ressourcenrubriken

- Beachtung; schenkt allgemeinen Regeln keine
- Begabt, talentiert - Kinder
- Begreifen, Auffassungsvermögen - leicht
- Beharrlichkeit
- Bezaubert andere
- Computer - liebt
- Denken - mechanische Probleme; über - Fähigkeit, über sie nachzudenken
- Ehrlich
- Entschlossenheit
- Erfinderisch, innovativ
- Erotisch
- Freude
- Froh
- Gartenarbeit, Gärtnern - liebt die Gartenarbeit
- Gedanken - überlegt, bedacht
- Gedächtnis - gut, aktiv
- Gedächtnis - gut, aktiv - Worte; für
- Geschäftig
- Geselligkeit, ist kontaktfreudig
- Hochgefühl
- Ideen, Einfälle - Reichtum an, Klarheit des Geistes
- Intellektuell
- Intelligent
- Konzentration - gut, aktiv
- Kunst - Talent zur - gestaltende Künste
- Liebe - Familie; die
- Lustig, fröhlich
- Meditieren, Nachdenken
- Musik - Talent für
- Mutig

- Optimistisch
- Philosophie - Fähigkeit zu - Träumereien; große Neigung zu philosophischen
- Pläne - macht, schmiedet viele Pläne
- Spontan, impulsiv
- Tanzen - Talent zum
- Tiere - liebt Tiere, Tierliebe
- Tiere - liebt Tiere, Tierliebe - Katzen
- Wachsam
- Wasser - liebt
- Wille - große Willenskraft, Anstrengung des Willens
- Witzig, geistreich
- Wohlwollen, Güte
- Zeichnen - Talent, Begabung zum

Beispielsätze nach der Hypnose

- Es kommt alles in Ordnung.
- Sie haben das im Griff.
- In der Ruhe liegt die Kraft.
- Alles, was, Sie brauchen, liegt in Ihnen

FALLBEISPIELE

Die folgenden Fälle zeigen, wie diese beiden Therapieformen günstig ineinander greifen können. Die angestrebte Heilung kann so oft beschleunigt werden.

Der erste Fall ist mit kurzen Kommentaren und in allen Einzelheiten, mit Induktion und Rückführung in den wachen Zustand dargestellt. In den nachfolgenden Fallbeschreibungen verzichte ich meist auf die Darstellung von Tranceeinleitung und Reorientierung.

Reaktionen der jeweiligen Patienten in Klammern.

Die verabreichten homöopathischen Arzneimittel wurden nach der SEHGAL-Methode ermittelt, die sich auf den vorherrschenden Gemütszustand des Patienten konzentriert. Lokalsymptome werden bei dieser Methode nicht mit aufgenommen und tauchen daher nicht in den Anamnesen und Repertorisationen auf.

In dieser Methode werden Gemütsrubriken oft interpretiert. Daher ist die Auswahl für Homöopathen, die mit anderen Methoden arbeiten, manchmal etwas schwer nachzuvollziehen. Genaueres über die SEHGAL-Methode bei Vetter, P.: Präzision und Phantasie, BoD, 2014.

T: Therapeut
P: Patient
FZ: Fingerzeig

Übergewicht und Eifersucht

Die 52 Jahre alte Bäuerin kommt wegen ihres Übergewichtes (99 kg bei 1,65 Körpergröße). Sie erhofft sich von einer Hypnosebehandlung eine dauerhafte Gewichtsreduktion von etwa 20 kg.

Als ich erwähne, dass man mit Homöopathie auch das Stoffwechselgeschehen anregen könne, ist sie gern zu einer zweigleisigen Behandlung bereit.

Meine Fragen beantwortet sie oft mit einem Kopfnicken.

In der Anamnese geht es nur kurz um ihr Übergewicht. Sie habe sehr viel Stress und sich wohl deshalb einen „Schutzpanzer angefuttert". Sie esse eigentlich ständig irgendetwas. So dick könne sie sich nicht mehr leiden, und auch ihre Gelenkschmerzen seien sicherlich eine Folge des Übergewichtes. Sie mache sich schon dauernd Vorwürfe, dass sie sich nicht besser kontrollieren könne, und sie habe auch schon so einiges versucht. Weight Watchers, Ernährungsberatung und Ähnliches.

Dann hat sie plötzlich Tränen in den Augen und erzählt von ihrer Eifersucht auf den weiblichen Lehrling auf ihrem Hof. Die junge Frau mache ihrem Mann dauernd *„schöne Augen"*, und der sei wohl recht geschmeichelt.

Anschließend kommt sie darauf zu sprechen, dass ihr die Anerkennung fehle. Immer sei sie für alles zuständig, neben der Arbeit im Haushalt arbeite sie auf dem Hof mit. Sie helfe beim Melken und außerdem läge die ganze Büroarbeit bei ihr. Darum kümmere ihr Mann sich nicht. Überhaupt fühle sie sich oft mit allem allein gelassen. Sie sei so richtig *„das Mädchen für alles"*, ohne dass irgendjemand bemerken würde, was sie leiste. Für Sport oder Gymnastik habe sie oft einfach keine Zeit und auch keine Energie.

Hinzu käme noch, dass es dauernd zu Streitigkeiten zwischen ihrem Sohn und ihrem Mann käme. Sie sei dann immer darum bemüht, die Stimmung einigermaßen zu glätten. Aber auch dabei ernte sie kaum einmal etwas Positives – im Gegenteil, es gäbe nur Rüffel von allen Seiten. Kein Wunder, dass sich auch ihre Gelenkschmerzen in letzter Zeit verschlimmerten.

Von der Hypnose wünsche sie sich, dass sie ihr Essverhalten besser kontrollieren könne und besonders auch, dass sie sich selbst besser annehmen könne.

Die Rubriken:

- Antworten - Nicken mit dem Kopf; antwortet durch
- Beschwerden durch - Grobheit anderer
- Eifersucht
- Furcht - verlassen, vernachlässigt zu werden
- Selbstvertrauen - Mangel an Selbstvertrauen
- Tadelt sich selbst, macht sich Vorwürfe
- Ungerechtigkeit; erträgt keine
- Verstecken - sich
- Wahnideen - anerkannt, geschätzt; sie würde nicht
- Wahnideen - selbst; sie sei nicht sie
- Weinen – leicht

führen zu **Pulsatilla**.

Die Patientin erhält einen Globulus der C30 in 100 ml Wasser aufgelöst und davon einen Teelöffel vor der Hypnose.
Vor einer Hypnose verdünne ich das homöopathische Arzneimittel fast immer, da sich beide Therapien gegenseitig verstärken.

Hypnose
Die Patientin hat es sich auf der Liege bequem gemacht und ist gut zugedeckt. In der Hypnose kommt es immer zu einer Absenkung der Körpertemperatur. Eine Decke verhindert unangenehmes Frösteln und stellt zusätzlich einen Schutzraum dar. Die Arme bleiben dabei frei. Vor der Hypnose frage ich sie noch, ob es für sie einen Ort gibt, an dem sie sich richtig wohlfühlen kann. Ihr „Traumplatz" liegt am Strand an der Ostsee.
In der Anamnese gleitet die Patientin immer wieder ins Plattdeutsche und damit ins „Du". Daher frage ich sie, ob sie während der Hypnose geduzt werden möchte, was sie bejaht.

Ich schalte die Musik ein, halte eine silberne Kugel an einem Kettchen etwa 20 cm vor ihre Augen und beginne mit der Induktion durch Fixation – begleitet von direkten Suggestionen:

„Bitte schau einfach mal auf diese Kugel. Die ganz leicht hin und herpendelt – und lass Deine Gedanken einfach kommen und gehen – wie die Wolken am Himmel. Du kennst das gut – die Wolken ziehen herbei – verweilen einen Moment über Dir – ziehen weiter – und lösen sich auf – wie Rauch im Wind – und so ist es auch mit Deinen Gedanken. Die kommen herbei – verweilen einen Moment lang bei Dir – ziehen weiter und lösen sich auf – wie Rauch im Wind – und werden immer gleichgültiger – immer nebensächlicher – ganz egal..."
(mehrfaches Blinzeln.)
„Und es ist auch ganz egal, ob Dein Blick diese Kugel durchbohrt oder umfasst – und dass Deine Augenlider nun immer müder werden – müde, träge und schwer. Immer müder, immer träger, immer schwerer..."
(Lidschluss.)

„Du hast die Augen nun geschlossen, weil es einfach schöner ist so – und weil man doch so vieles so viel besser sieht mit geschlossenen Augen."

Die folgenden Suggestionen von Wärme, Schwere und Entspannung werden begleitet von mesmerischen „passes":

„Vielleicht spürst Du nun meine Hände über deinem Kopf und diese angenehme Welle der Wärme, die sich dann von den Schultern aus durch Deinen Körper ziehen kann – so schön wohlig warm werden sie nun jetzt – so schön wohlig warm jetzt auch die Oberarme und der Oberkörper, die Unterarme und der Unterkörper – flutend, strömend wohlig warm jetzt auch die Oberschenkel, die Knie, die Unterschenkel, flutend, strömend wohlig warm, jetzt auch die Füße – es ist so schön!

Ganz genau so zieht sich nun eine Welle, ganz angenehmer, leichter Schwere von den Schultern aus durch Deinen Körper. So schön warm und so schön schwer die Schultern. So schön warm und so schön schwer die Oberarme und der Oberkörper, die Unterarme und der Unterkörper. Flutend, strömend, wohlig warm und so schön angenehm schwer jetzt auch die Oberschenkel, die Knie, die Unterschenkel – flutend, strömend, wohlig warm und so schön angenehm schwer jetzt auch die Füße – es ist so schön!

Und genau so zieht nun eine Welle ganz tiefer Entspannung durch Deinen ganzen Körper. Die Stirn wird glatt – die Augenlider liegen leicht auf – die Wangen, der Mund, das Kinn – ganz tief entspannt und locker und leicht, wie auch der Hals und der Nacken – und nun auch die Schultern, die zudem so schön warm sind und so angenehm schwer – genau wie die Oberarme und der Oberkörper – die Unterarme und der Unterkörper – ganz tief entspannt, so schön wohlig warm und so angenehm schwer jetzt auch die Füße – es ist so schön!"

Keine weiteren „passes".

„Und in dieser tiefen Entspannung, in dieser wundervollen Harmonie erholt sich Dein ganzes Ich – Dein Körper, Deine Seele, Dein Geist."
Es kann jetzt sein wie in einem Traum! Auf einer kleinen Düne zu stehen, hinaus aufs weite Meer zu schauen – ein schönes Meer – in den Farben wie Du es liebst – und Du spürst die warme Sommersonne auf der Haut – hörst das Wellenrauschen und das Schreien der Möwen – riechst diesen angenehmen Meeresduft – nach Salz und Tang und nach der Feuchtigkeit in der Luft."

Der Traumplatz wird ausgemalt.

Anschließend weitere Vertiefung durch eine Zählmethode:
„Nun gehst Du einen kleinen Weg hinunter zum Strand – kommst jetzt bei einer kleinen Treppe an – eine Treppe mit sechs Stufen – ich zähle dir die Stufen dieser Treppe langsam vor – und mit jeder Stufe, die du so hinuntergehst, lässt du dich ein bisschen tiefer sinken – schwebend treiben – ganz von allein:
sechs – tiefer und tiefer
fünf – immer weiter und weiter
vier – immer ruhiger
drei – immer entspannter
zwei – tiefer und tiefer
eins – und das Tor deines Unbewussten öffnet sich weit."

(sehr langsame Bauchatmung, Gesichtsblässe und Unbeweglichkeit zeigen an, dass sich die Patientin nun in einer tieferen Trance befindet.)

"Wie auf dem Grund Deines Tiefenselbst bist Du nun unten am Strand angekommen – ein Plätzchen, wie geschaffen für Dich. Hier machst Du es Dir so richtig bequem – Du schickst fort, was Dich noch stört – holst heran, was Dir noch fehlt."

Zwei Minuten Pause.

"Wenn alles so ist, wie Du es haben möchtest, kann mir ein Finger Deiner rechten Hand ein kleines Zeichen geben."
(Keine Reaktion.)

"Oder Du kannst einmal kurz nicken."
(Deutliches Nicken.)
"Wundervoll! – Dann kannst Du es erst einmal ganz tief genießen. Hier am Strand, in der warmen Sommersonne, mit dem Rauschen der Wellen in den Ohren und dem Duft nach Salz und Tang in der Nase lässt Du es Dir richtig gut gehen.
Und während ein Teil von Dir hier bleibt und neue Kraft sammelt, macht sich ein andrer Teil von Dir auf den Weg in die kommende Zeit, die gut werden wird, denn von nun an wirst Du jeden Bissen einer Mahlzeit ganz langsam und bewusst durchkauen."

Dissoziation und klassische Suggestion.

"Ganz langsam und sehr bewusst kaust Du jeden Bissen durch. Und wenn Du ihn nun einmal nachverfolgst, wie er langsam die Kehle hinunter gleitet und schließlich im Magen landet, dann kannst Du Dir Deinen Magen jetzt einmal genau ansehen: Der ist ja ganz klein geworden. Gerade mal so groß wie Deine Faust. Da ist es ganz klar, dass Dein kleiner Magen Dir sehr bald sagt: „Danke, das ist genug! – Ich bin so zufrieden. Brauche jetzt nur noch Ruhe, um zu arbeiten."
„Ruhe, um zu arbeiten" – das verstehst Du so gut. Und so kommt es, dass Du Deinen Magen zwischen den Mahlzeiten völlig in Ruhe lässt. Der ist ja auch wie abgesperrt, macht einfach dicht, lässt zwischen den Mahlzeiten gerade mal frisches Wasser herein – für alles andere ist er gesperrt."

Visualisierung.

„Daher vergisst Du das Thema Essen zwischen den Mahlzeiten einfach. Du vergisst es. Es wird völlig nebensächlich und egal."

Klassische Suggestion.

„Wenn Du magst, kannst Du Dich nun auf einen kleinen Spaziergang begeben. Ein hübscher kleiner Weg. So viele Blumen am Wegesrand und der Boden so angenehm zu Deinen Füssen. Du schlägst ein ganz flottes Tempo an – obwohl es ein wenig bergauf geht – und gehst weiter und weiter. Du gehst weiter und weiter – denn jetzt siehst Du etwas, am Gipfel dieses kleinen Hügels, den Du da bergauf gehst – das macht Dich neugierig."

Einführung der Metapher >Hügel< als Bild für die Anstrengungen, die vor ihr liegen und die sie bewältigen wird.

„Du gehst weiter und weiter – denn das da oben – das interessiert Dich jetzt richtig – das willst Du rauskriegen! Und der Weg wird nun steiler und steiler – es wird richtig anstrengend, und Du kommst ins Schwitzen – aber Du bleibst dran – weiter und weiter. Kannst Du Dich sehen auf diesem Weg?"
(Kurzes Nicken.)

„Die letzten Meter werden jetzt noch richtig anstrengend – aber dann bist Du oben! – Du bist oben, und Du bist obenauf! –
Erst mal ist es ein schöner Blick – weit übers Land. Wälder, Felder Seen – ganz hinten die Ostsee...
Und dann dieses >Etwas<. Jetzt kannst Du es erkennen. Ein Spiegel! Ein großer Zauberspiegel!
Und in diesem Zauberspiegel kannst Du Dich nun so sehen, wie Du sein willst. So, wie Du sein wirst. Du schaust Dich genau an: Die Beine – so viel straffer geworden und so viel schlanker. Auch der Bauch – viel flacher. Eine richtige Taille – ganz wohlgeformte Arme – ein schönes Dekolleté. Schau Dich genau an – lass Dir Zeit."

Zeitprogression.

Zwei Minuten Pause.

„ Und zum Schluss schaust Du noch einmal in Dein Gesicht. Da entdeckst Du etwas – das ist Dir ja noch nicht so aufgefallen – da ist so ein kleines Lachen in Deinen Augen – so ein kleines fröhliches Lachen. Und mit diesem Lachen in den Augen und in dem Gefühl: So bin ich und so bin ich gut! – tanzt Du, schwebst Du oder fliegst Du nun wieder hinunter. Geht ganz leicht jetzt – so heiter und frei.
Bis Du Deinen eigenen kleinen Traumplatz am Meer wieder erreicht hast.
Wenn Du dort angekommen bist, bitte ich wieder um ein kleines Nicken."
(Kurzes Nicken.)

„Wundervoll! Hier lässt Du es Dir noch einmal so richtig gut gehen. Du saugst die ganze Atmosphäre ganz tief in Dich auf. Dieses schöne, große, starke Meer – die warme Sonne auf der Haut – der leichte, leise Seewind in den Haaren und im Gesicht und dieser Duft – nach Salz und Tang und feuchter Luft – es ist schön hier...
Du saugst das alles ganz tief in Dich auf. Und du kannst Dich dorthin träumen, – denn Du nimmst es mit. Du nimmst es mit, wie alles, was Du heute hier erlebt hast. Es wird Dich begleiten. Es wird Dich stärken, und Du kannst Dich dorthin träumen – wann immer du willst."

Festigung und posthypnotischer Auftrag.

„Dann begibst Du Dich zu der kleinen Treppe, die Du schon kennst.
Ich zähle Dir die Stufen dieser Treppe wieder langsam vor und mit jeder Stufe wirst Du ein bisschen wacher werden, ein bisschen munterer und bei >sechs< wirst Du die Augen aufschlagen- ganz wach, ganz frisch, ganz klar sein, wie nach einem langen, tiefen und erholsamen Schlaf:
eins *– das Tor Deines Unbewussten schließt sich wieder*

zwei *– der Wunsch wieder wacher zu werden, wird nun stärker in Dir, und Du wirst immer wacher und immer wacher. Du nimmst alles, was du heute hier erlebt hast mit. Es wird Dich begleiten, es wird Dich stärken, und Du wirst ganz Du selbst.*

drei *– Du wirst nun immer wacher und immer wacher. Arme, Beine, Muskeln und Gelenke sind nun federleicht und frei beweglich. Leicht und beweglich ist nun auch*

Dein Kopf. Du nimmst alles, was Du heute hier erlebt hast mit. Es wird Dich begleiten, es wird Dich stärken, und Du wirst ganz Du selbst.

vier – *Du wirst nun immer wacher und immer wacher. Vielleicht möchtest Du Hände oder Füße schon ein bisschen bewegen oder auch mal tief durchatmen. Du nimmst alles, was Du heute hier erlebt hast mit. Es wird Dich begleiten, es wird Dich stärken, und Du wirst ganz Du selbst.*

fünf – *Du wirst nun immer wacher und immer wacher – und Du nimmst meine Stimme wieder ganz normal und vielleicht ein bisschen lauter wahr.*

sechs – *die Augen auf!"*

Die Patientin kommt schnell wieder zu sich und meint erstaunt: *„Mir ist ja ganz warm geworden."* Und: *„ Das war ja spannend."* Wir verabreden einen weiteren Termin und sie verabschiedet sich rasch.

<u>Follow-up eine Woche später</u>
Die Patientin berichtet, dass sie kurz nach der Hypnose für ein paar Minuten von einer unbestimmten Angst erfasst worden sei. Die habe sich aber schnell wieder gelegt.
Die Eifersucht plage sie nicht mehr so heftig, sie könne jetzt sehr viel sachlicher mit dem Thema umgehen.
Sehr begeistert ist sie davon, dass sich ihre Gelenkschmerzen stark verringert haben. Damit habe sie nicht gerechnet – schließlich sei es doch in erster Linie um ihr Gewicht gegangen. Aber auch da tue sich einiges. Sie äße kaum noch zwischendurch und habe auch wieder mehr Lust bekommen, sich zu bewegen, sei aber noch nicht aktiv geworden. An dieser Stelle möchte sie mit Hypnose weiterarbeiten. Auch wäre es schön, wenn sich ihr Selbstbewusstsein steigern ließe. Noch immer falle es ihr schwer *„nein"* zu sagen, wenn jemand sie um einen Gefallen bäte.
Das homöopathische Arzneimittel wird nicht gewechselt, und wir verabreden weitere Termine.

Abi für Überflieger

Ich behandle Anne seit etwa drei Jahren ausschließlich homöopathisch. Sie kommt zu mir wegen unterschiedlicher Beschwerden, die im Zusammenhang mit ihrer Hypersensibilität stehen. Diese äußert sich u.a. auch darin, dass sie selbst heraus spüren kann, welche Potenz eines für sie gefundenen homöopathischen Arzneimittels für sie passend ist. Sie nimmt dazu ein Glasröhrchen des Arzneimittels in die Hände (natürlich ohne das Etikett sehen zu können), schließt die Augen und konzentriert sich einen Moment. Die passende Potenz löst bei ihr direkte körperliche Empfindungen wie Kribbeln und Ziehen im Solarplexus oder im Kopf aus. Manchmal ist dann auch eine leichte Gesichtsröte erkennbar.
Anne reagierte auf Phosphorus schon häufig sehr gut. –

Die „Einserschülerin" hatte nie Zweifel geäußert, ein sehr gutes Abitur ablegen zu können. Sie ist auch ehrenamtlich sehr engagiert und hat keinerlei Schwierigkeiten, große Gruppen zu organisieren, oder vor vielen Menschen zu moderieren.
Sie erzählt mir, dass sie seit ein paar Tagen *„absolute Angst"* vor den schriftlichen Abiturprüfungen habe. Sie sei sehr, sehr angespannt und unsicher. Klar wisse sie, dass sie sich eigentlich keine Gedanken zu machen brauche – wegen ihrer guten Vorzensuren könne sie schon nicht mehr durchfallen. Aber sie wolle „es eben richtig gut machen". Es sei nun mal immer schon ihr Ziel gewesen, ein Einserabitur zu schaffen. Dieses Ziel eventuell nicht zu erreichen, wäre das *„Allerschlimmste"*. Sie möchte zusätzlich zur homöopathischen Behandlung eine Hypnose, um alle Möglichkeiten auszuschöpfen.

Die Rubriken:
- Beschwerden durch - Erwartungsspannung
- Erwartungsspannung - Prüfungen, vor
- Furcht - Versagen, Mißerfolg; vor dem - Prüfungen, bei
- Furcht - Ziel nicht erreichen zu können; sein
- Ehrgeiz - erhöht, vermehrt, sehr ehrgeizig - Mittel ein; setzt alle erdenklichen

führen zu **Lycopodium**. Sie erhält die C 30, davon ein Globulus in 100 ml Wasser aufgelöst und davon einen Teelöffel, sowie einen Hypnose-Termin eine Woche später.

Follow-up eine Woche später
Anne berichtet, dass das Lycopodium ihr zunächst gut geholfen habe. Dann aber habe sie das Mittel wiederholt, und danach sei es ihr *„richtig schlecht"* gegangen. Sie hoffe nun, dass die Hypnose ihr die nötige Ruhe bringen werde. Nach wie vor wolle sie ein sehr gutes Abitur machen, alles andere wäre *„eine Katastrophe".*

Was ihr fehle, sei die Sicherheit, diese Herausforderung gut annehmen und bestehen zu können. Sie wolle an diesem Wochenende noch ihr Wissen festigen und hoffe, dass sie dann ruhig in die Prüfungen gehen könne. Aber es sei doch noch reichlich viel, was sie sich anschauen müsse, und sie wünsche sich einfach *„mehr innere Ruhe und Stabilität."* Z.Z. könne sie Störungen und Unterbrechungen beim Lernen nur schwer ertragen, sie reagiere dann doch recht gereizt. Sie brauche jetzt einfach ihre Ruhe. Eigentlich wisse sie doch, dass sie gut sei, sie könne das aber nicht empfinden.

Zur Arzneimittelfindung benutze ich folgende Rubriken:
- Ruhe - Verlangen nach
- Ehrgeiz - erhöht, vermehrt, sehr ehrgeizig
- Verlangen; großes - Ruhe und Stille; nach
- Zorn - Unterbrechung, durch
- Störungen; Abneigung gegen
- Wahnideen - Reichtum, von
- Wahnideen - arm; er sei

Sie erhält **Nux vomica C 200**, ein Globulus in 100 ml Wasser aufgelöst und davon einen Teelöffel – vor der Hypnose.

Hypnose
Die Induktion erfolgt im Liegen durch Fixation. Der Lidschluss tritt schnell ein. Als Vertiefung induziere ich eine Levitation des rechten Armes, die ebenfalls zügig erfolgt.
Als sich der Arm in senkrechter Stellung befindet, gebe ich folgende Suggestionen:

„Dein Arm hat nun den höchsten Punkt erreicht, und Dein Unbewusstes kann sich jetzt mit Deinem Thema befassen. Und in dem Maße, in dem sich Dein Arm nun wieder senkt, kann Dein Unbewusstes alles aus dem Weg räumen, was hinderlich ist, alles was stört, und Dich von Deinem Ziel abhält. Dies geschieht ganz von allein, ohne, dass Du Dich um irgendetwas kümmern müsstest."
(Der Arm senkt sich rasch.)

Ich nutze die Levitation, um das Unbewusste zur Mitarbeit zu bewegen.

„Und sobald Dein Arm die Liege wieder erreicht, hat Dein Unbewusstes seine Arbeit erledigt und alles aus dem Weg geräumt, was Dich von Deinem Ziel abhält. So, dass Du Dich nun an Deinen eigenen Traumplatz begeben kannst – Deinen Platz zum Träumen, zum Auftanken und Wohlfühlen. Wenn Du so einen Platz erreicht hast, kannst Du einmal kurz nicken."
(Ein kurzes Nicken und anhaltendes Lächeln.)

Eine Erholungsphase von etwa fünf Minuten nach der Arbeit.

„Wundervoll! – Hier machst Du es dir richtig bequem. Du schickst fort, was Dich noch stört, holst heran, was Dir noch fehlt. Und Du nimmst die Situation nun ganz genau wahr: Wie sieht es aus an Deinem Traumplatz? Ist es hell oder dunkel? Sind die Formen und Farben scharf umrissen oder gedämpft? Schau Dich genau um! Was kannst Du hören? Gibt es Geräusche oder eine angenehme Stille? Und wie fühlt sich der Boden unter Dir an? Weich oder fest? Spür einmal hin. Liegt ein bestimmter Duft in der Luft? Kannst Du etwas riechen oder schmecken? Und wenn Du hier alles intensiv wahrnimmst, und Du Dich ganz sicher und geborgen fühlst, kannst Du nochmal kurz nicken."
(Kurzes Nicken, das Lächeln bleibt.)

„Sehr schön! Dann genieße diese Situation noch etwas..."

Vertiefung der Erholung.

„Und nun begibst du dich in die Situation, die dir bevorsteht. Der Klassenraum, die anderen Schüler, die Lehrerin oder der Lehrer... Du spürst die Unruhe und die Spannung, die in der Luft liegt wie ein leises Flirren..."
(Das Lächeln verschwindet, die Augenbrauen ziehen sich leicht zusammen, der Körper zuckt kurz.)

Hervorrufen der Problemsituation.

„Schließlich werden die Aufgaben verteilt. Und in demselben Augenblick, in dem die Papiere mit den Aufgaben deinen Tisch berühren, breitet sich in Dir Dein Traumplatz- Gefühl aus."

Posthypnotischer Auslöser.

„Du fühlst Dich ganz sicher und ruhig, sodass Du Dich wach und konzentriert Deinen Aufgaben zuwenden kannst. So wird es von nun ab immer sein. Wann immer Papiere mit Aufgaben vor Dir auf Deinem Tisch landen, wirst Du dieses Traumplatz-Gefühl empfinden. Diese tiefe Ruhe und Sicherheit. Diese angenehme Gelöstheit. So, dass Du wach und konzentriert arbeiten kannst. Wach und konzentriert..."
(Das Lächeln erscheint wieder.)

Festigung des posthypnotischen Auslösers.

„Und es kann schon sein, dass es hier und da Unerwartetes gibt – etwas, womit Du nicht gerechnet hast. Aber Du kannst diese Herausforderung ruhig und entschlossen angehen und alles wach und konzentriert bearbeiten.
Wie ein Pilot, der sein Flugzeug durch Turbulenzen hindurch steuert."

Einführung einer Metapher.

„Er ist gut vorbereitet und hat alles im Griff. Angespannt und doch sicher…Ja wie der Pilot konzentriert seine Arbeit tut und sein Flugzeug sicher wieder landet, so steuerst Du durch Deine Arbeit. Wach, konzentriert und sicher."

Kleine Pause.

„Und Du kennst vielleicht dieses Gefühl, wenn der Pilot nach einem aufregenden Flug das Flugzeug sanft wieder auf den Boden setzt. Die Spannung löst sich, und die Passagiere fangen an, zu applaudieren. Erleichtert, dass alles so gut gelaufen ist. So wird es sein…"

Erweiterung und Festigung der Metapher.

„Genieße dies alles noch ein wenig".
(das Lächeln vertieft sich.)

Kleine Pause.

„Bis Du spürst: Es wird Zeit. Zeit für die Rückkehr in das wache Leben. Das wache Leben, in das Du alles mitnimmst, was Du heute hier erlebt hast. Es wird Dich begleiten – es wird Dich stärken – und es ist gut!" –

Beginn der Rückorientierung.

„Und auf Deinem Weg ins wache Leben zähle ich nun langsam von eins bis sechs. Und bei sechs wirst Du die Augen aufschlagen ganz wach, ganz frisch, ganz klar sein, wie nach einem langen, tiefen und erholsamen Schlaf – und ganz vergnügt! Eins – der Wunsch wieder wacher zu werden wird nun stärker in Dir – Du wirst immer wacher und wacher – und es ist gut.

Zwei *– Du wirst nun immer wacher und immer wacher – und es ist gut.*

Drei *– Du wirst immer wacher und wacher. Arme, Beine, Muskeln und Gelenke sind nun federleicht und frei beweglich. Federleicht und frei beweglich ist nun auch Dein Kopf – und es ist gut.*

***Vier** – Du wirst nun immer wacher und wacher, und es ist ganz schön, Hände und Füße ein bisschen zu bewegen und auch mal tief durchzuatmen – und es ist gut.*

***Fünf** – Du wirst immer wacher und immer wacher, und Du nimmst meine Stimme wieder ganz normal und vielleicht ein bisschen lauter wahr.*

***Sechs** – die Augen auf!"*

Anne braucht nur ein paar Augenblicke, um sich zurück zu orientieren. Dann erzählt sie begeistert von einem Traum, den sie vor kurzem geträumt habe. Darin sei es um ein großes Flugzeug gegangen, das durch das Dorf, in dem sie lebe, geschoben wurde. Sie sei zum Fenster gelaufen, um das mit anzustaunen, und sie sei vollständig hingerissen davon gewesen, dass eine so große Maschine bewegt werden könne. Es sei ein ganz toller Traum gewesen.
Auch Flugerfahrung habe sie ja reichlich, und es sei alles so, wie ich es geschildert habe, mit den Turbulenzen und dem sicheren Aufsetzen.
Ich nutze die positive Stimmung, um die Metapher zu verfestigen: *„Ja – und Du wirst, wie der Pilot die Herausforderung annehmen und bewältigen. Ganz sicher und selbstverständlich."* Diesen Satz flechte ich mehrfach in unsere kurze Abschlussunterhaltung ein. Anne nickt jedes Mal.
Sie verabschiedet sich fröhlich mit den Worten: *„Jetzt ist es klar, dass ich es kann!"*

Telefonat nach der letzten Klausur
Anne berichtet sehr fröhlich, es sei alles *„super, super, super gelaufen!"*. Nach der letzten schriftlichen Prüfung habe sie ihren Vater angerufen und zu ihm gesagt: *„Ich glaube, ich bin ein Genie – aber ich will ja nicht untertreiben!"*
Überhaupt sei sie aus jeder Klausur mit einem strahlenden Lächeln herausgekommen.

Ein Kind und zwar möglichst schnell!

Die 27-jährige Verkäuferin wird telefonisch von ihrer Mutter angemeldet. Ihre Tochter sei *„völlig fertig und selbst kaum noch in der Lage irgendetwas zu unternehmen."* Sie sei aber mit dieser Anfrage einverstanden, denn sie habe die Hoffnung, dass Hypnose ihr helfen könne, die ständigen Gedanken an eine Wunschschwangerschaft aus dem Kopf zu bekommen. Die Mutter begleitet ihre Tochter ins Sprechzimmer.

Diese beginnt ohne weitere Einleitung sofort damit, von ihrem Problem zu erzählen. Sie brauche Hilfe. Schon länger versuche sie, schwanger zu werden, aber es klappe einfach nicht. Sie sei schon –zig Mal beim Arzt gewesen, aber das habe alles nichts genutzt. Es sei wohl eine Kopfsache. Vor etwa einem Jahr habe sie in der 21. Schwangerschaftswoche ein Kind verloren. *(Hier beginnt die Patientin zu weinen).* Die Placenta habe sich gelöst – keiner habe ihr sagen können warum. Seitdem sei alles schlimmer geworden. Sie habe dann noch irgendwelche Tabletten verschrieben bekommen – die habe sie aber wieder abgesetzt – es habe ja doch keinen Zweck.

Nun habe ihr vor kurzem eine Bekannte freudestrahlend erzählt, dass sie ein Baby erwartet. Das habe ihr richtig *„das Genick gebrochen"*. Seither sei es noch schlimmer. Sie könne kaum noch an etwas anderes denken. Besonders arg sei es, wenn sie eine schwangere Frau sähe – dann könne sie gleich losheulen.

Sie könne sich sonst alles leisten, aber das, was sie wirklich wolle, bekomme sie nicht. Das mache sie traurig, wütend und gereizt. Auch ihr Freund habe darunter zu leiden. Sie werfe ihm Dinge an den Kopf, für die er überhaupt nichts könne.

Sie sei ständig den Tränen nahe, die sie aber lieber zurückhalten möchte. Aber das klappe nicht so recht.

An körperlichen Beschwerden gäbe es nur heftigste Schmerzen vor der Menstruation. Dann sei es so, als *„kratze jemand mit einem scharfen Löffel in ihr herum"*. Dann sei sie auch immer besonders gereizt.
Sie habe schon Psychotherapie und Familienaufstellung versucht, aber das habe nicht viel geändert.

Von der Hypnose wünsche sie sich, dass sie ihr den Druck nehmen solle, den sie sich selber mache. Es sei ja „nicht mehr auszuhalten."

Die Patientin macht auf mich einen aufgelösten und sehr hilfsbedürftigen Eindruck.

Die Rubriken:

- Beschwerden durch - Tod von geliebten Personen - Kindes, eines
- Fassung gebracht, verwirrt; außer
- Fliehen, versucht zu
- Gedanken - hartnäckig
- Neid
- Gemüt - Reizbarkeit, Gereiztheit - Schmerzen; bei den
- Reizbarkeit, Gereiztheit - Widerspruch; durch
- Schreien - Hilfe, um
- Weinen - schwierig, fällt schwer; ist

führen zu **Ignatia D3**. Davon erhält die Patientin ein Globulus in 100 ml Wasser aufgelöst und davon einen Teelöffel vor der Hypnose, die direkt im Anschluss daran erfolgt.

Hypnose
Vor der Hypnose erfrage ich ihren „Traumplatz". Dieser liegt für sie auf einer kleinen Insel in der Karibik, umgeben von türkisfarbenem Wasser.

Die Induktion erfolgt durch die Fixationsmethode im Liegen. Sie schließt die Lider bald und noch recht bewusst. Die Patientin macht einen sehr erschöpften Eindruck.

Die Hypnose wird durch mesmerische Streichungen und den Suggestionen von Wärme, Schwere und tiefer Entspannung vertieft. Anschließend wird ihr Traumplatz in der Karibik aufgesucht:

„Wir sprachen vorhin darüber, dass es für Sie einen Platz gibt, an dem Sie sich vollkommen wohlfühlen können. So einen richtigen kleinen Traumplatz auf einer Insel in der Karibik. Dort wo die Sonne so wunderbar warm scheint und ein leichter, *leiser Seewind immer wieder frische Luft heranbringt. Frisch und voller Duft nach Salz und Tang und feuchter Luft. Das Wasser hat dieses wundervolle türkisfarbene Blau. Einfach freundlich und hell. Hier machen Sie es sich so richtig bequem. Sie holen heran, was Ihnen noch fehlt, Sie schicken fort, was Sie noch stört..."*

Kleine Pause.

„Und wenn alles genau so ist, wie Sie es haben möchten, wenn Sie sich so richtig wohlfühlen, können Sie einmal kurz nicken."
(Kurzes Nicken.)

„Wundervoll! Nun genießen Sie erst einmal die Zeit hier. Lassen es sich so richtig gut gehen, tanken auf..."

Kleine Pause.

*„Bis Sie spüren, dass Sie noch einen Weg vor sich haben – und so machen Sie sich nun auf einen kleinen Spaziergang am Strand. Es ist schön so am Strand zu gehen – immer weiter, Schritt für Schritt. Die Sonne scheint warm, und ein leichter Seewind bringt immer wieder genug Frische mit, um das Gehen leicht werden zu lassen.
Irgendwann sehen Sie – weiter hinten – ein luftiges Gebilde, gerade in Ihren Lieblingsfarben. Es fängt an, Sie zu interessieren, und so beschleunigen Sie Ihre Schritte, um es näher zu untersuchen. Bald können Sie erkennen, dass es sich um einen Luftballon handel – einen riesigen, bunten Luftballon. In Ihren Lieblingsfarben….
An ihm ist mit schweren Tauen eine große, stabile Kiste befestigt. Sie gehen noch näher heran und sehen, dass der Deckel dieser Kiste offen steht, und dass sie leer ist. Wenn Sie dies alles erkennen können, bitte ich nochmals um ein kleines Nicken."*
(Nicken.)

*„Und nun legen Sie einfach alles in diese Kiste, was Sie loswerden wollen. Alles Belastende, alles Schwere. Alles Schmerzhafte, alles Sinnlose. Immer hinein in diese Kiste – sie ist groß genug.
Und weil es vieles in Ihrem Leben gibt – das ich nicht weiß und nicht zu wissen brauche – und vielleicht sogar vieles, was nicht einmal mehr Sie wissen oder zu*

wissen brauchen, geben wir nun Ihrem Unterbewussten genau drei Minuten Zeit, um alles hineinzulegen, was es loswerden will. Drei Minuten, in denen ich nicht sprechen werde. Drei Minuten – ab jetzt!"–

Nach genau drei Minuten:

„So – nun ist alles drin. Die Kiste ist voll, und Sie schließen den Deckel. Schwere Eisenschlösser schnappen zu – es gibt keine Schlüssel.
Und da hebt der bunte Luftballon mit der Kiste auch schon ab. Ganz sanft, ganz leicht schwebt er ins tiefe Himmelsblau. Und Sie schauen ihm nach. Wie er nach oben schwebt und dabei immer kleiner und kleiner wird. Immer kleiner und kleiner. Jetzt ist die Kiste schon kaum mehr zu sehn – und der Ballon nur noch so groß wie ein Wasserball. Jetzt wie eine Apfelsine... ein Centstück...ein Stecknadelkopf....Jetzt können Sie nur noch ein Pünktchen erkennen und jetzt – jetzt ist er weg! Es ist einfach alles weg! Es ist einfach alles weg!"
(Tiefes Durchatmen.)

„Ein unglaubliches Gefühl der Befreiung überkommt Sie: Es ist einfach alles weg! Sie könnten Bäume ausreißen oder Purzelbäume schlagen: Es ist einfach alles weg! Und so tanzen oder schweben oder fliegen Sie zu Ihrem Traumplatz zurück. Hier lassen Sie es sich noch einmal richtig gut gehen. Hier spüren Sie noch einmal dem Erlebten nach." (nach Svoboda,T., 1990).
(Lächeln.)

Kleine Pause.

„Bis Sie irgendwann spüren: es wird Zeit – Zeit für den Rückweg in das wache Leben. Das wache Leben, in das Sie alles mitnehmen, was Sie heute hier erlebt haben, es wird Sie begleiten, es wird Sie stärken – und es ist gut.
Und für den Rückweg in das wache Leben zähle ich nun langsam von eins bis sechs. Und bei >sechs< werden Sie die Augen aufschlagen, ganz wach, ganz frisch, ganz klar sein, wie nach einem langen, tiefen und erholsamen Schlaf."

Rückführung mit einer Zählmethode.

Die Patientin braucht einige Augenblicke, um sich zu reorientieren und wirkt noch etwas benommen. Zusammen mit der Mutter, die ich aus dem Wartezimmer wieder ins Sprechzimmer bitte, verabreden wir einen Termin in einer Woche. Dabei spricht die Patientin kaum und überlässt alles ihrer Mutter.

Follow-up eine Woche später
Die Patientin kommt allein in die Praxis und erzählt, dass sie den ganzen Abend nach der Hypnose noch sehr benommen gewesen sei. Auch jetzt sei alles irgendwie „komisch". Sie denke zwar noch über eine Schwangerschaft nach, habe aber keine Angst mehr, dass es bei ihr nicht klappen könne. Es mache ihr auch nichts mehr aus, andere Schwangere oder Frauen mit Babys zu sehen. Diese schrecklichen Gefühle, die sie sonst dabei gehabt habe seien völlig weg.
Sehr überrascht habe es sie, dass sie in der letzten Woche ihre Periode bekommen habe. Sie habe überhaupt nicht damit gerechnet. Das erstaunlichste daran sei, dass dabei keinerlei Schmerzen aufgetreten seien – so etwas kenne sie doch gar nicht.

Endlich rauchfrei

Bei Rauchern, die ihre Nikotinsucht beenden wollen, mache ich von vornherein zwei Termine im Abstand von etwa einer Woche. Am ersten Termin findet der Absprung von der Sucht statt, am zweiten wird das neue, freie Verhalten gefestigt.

Die 51-jährige Physiotherapeutin erzählt, dass sie schon vor einigen Jahren das Rauchen aufgegeben habe. Damals habe ihr die Hypnose sehr dabei geholfen. Aber leider habe sie wieder damit angefangen, als sie sich vor drei Jahren von ihrem Mann getrennt habe.

Nun wolle sie sich von der Nikotinabhängigkeit befreien – wisse aber, dass sie es allein nicht schaffen könne. Dabei sei es dringend notwendig. Sie müsse viel husten – das störe bei der Arbeit. Auch den Rauchgeschmack im Mund empfände sie als *„eklig"*.

Aber der Hauptgrund mit dem Rauchen aufzuhören sei ihr zweijähriger Enkel. Immer müsse sie nach draußen gehen, um zu rauchen oder den Kleinen wegschicken – ihr Zusammensein würde so dauernd unterbrochen. Natürlich habe sie dann auch ein ganz schlechtes Gewissen.

Dann erzählt die Patientin über ihren Beruf. Sie arbeite viel mit Menschen mit Behinderung – das sei sehr anstrengend. Vor vier Monaten habe sie einen Klienten, der ihr besonders ans Herz gewachsen sei, tot aufgefunden. (Hier treten der Patientin Tränen in die Augen, die sie schnell fortwischt.)
Das habe sie immer noch nicht überwunden. Sie weine viel, wenn sie allein sei.
Auch habe sie nun oft Angst, wenn sie zur Arbeit ginge.
Von der Hypnose erhoffe sie sich, dass nun endlich *„der Schalter umgelegt"* würde, und sie wieder *„ein unabhängiges Leben führen"* könne. Außerdem wäre es schön, wenn sie dabei nicht zunehmen würde.

Mit den Rubriken:

- Gemüt - Angst - Gewissensangst
- Beschwerden durch - Tod von geliebten Personen - Eltern oder Freunde, der
- Gemüt - Erwartungsspannung
- Hilflosigkeit; Gefühl der
- Schreien - Hilfe, um
- Stimmung, Laune - abweisend, zurückweisend
- Weinen - allein, wenn
- Weinen - schwierig, fällt schwer; ist

komme ich zu **Ignatia D3**. Davon erhält die Patientin ein Globulus in 100 ml Wasser aufgelöst und davon einen Teelöffel vor der Hypnose.

Hypnose
Die Patientin gibt als Traumplatz eine Stelle in den Dünen an der Nordsee an. Sobald sie es sich auf der Liege gemütlich gemacht hat, schließt sie die Augen.

Die Induktion erfolgt daher rein verbal:

"Sie haben die Augen schon geschlossen, weil es einfach schöner ist so – und weil man doch so vieles so viel besser sieht mit geschlossenen Augen. Und so können Sie sich hinein gleiten lassen in diesen wundervollen Zustand tiefster Entspannung. Nichts mehr wollen – nichts mehr sollen – nichts mehr müssen – einfach nur da sein."

Die Vertiefung erfolgt durch mesmerische Streichungen, begleitet von Suggestionen von Wärme, Schwere und tiefer Entspannung. Dabei werden die Schweresuggestionen genutzt, um die Arme leichter werden zu lassen:

"Je schwerer der Oberkörper umso desto leichter die Arme – je schwerer der Unterkörper desto leichter die Arme – je schwerer die Oberschenkel, die Knie, die Unterschenkel und die Füße – desto leichter die Arme.

Und Sie können sich nun einmal ganz besonders in Ihren rechten Arm hinein spüren, der jetzt ganz leicht werden kann und auch ein bisschen starr. So wie ein kräftiger Ast eines großen Baumes, der vom Wind nach oben gedrückt wird. Und da kommen von irgendwoher so ein paar bunte Luftballons angeflogen. Bunte, mit Helium gefüllte Luftballons mit kleinen Bändchen dran. Die schlingen sich jetzt um Ihr Handgelenk – ich berühre es mal kurz – und ziehen es nach oben. Mit kleinen Rucken wird die Hand, wird der ganze Arm höher und höher gezogen. Immer höher und höher."
(Der Arm bewegt sich langsam und ruckweise nach oben.)

Armlevitation (Vgl. Kaiser-Rekkas 2013).

"Höher und höher kommt der rechte Arm – ganz von allein – gezogen von den kleinen, bunten Luftballons. Und nun hat Ihr Arm den höchsten Punkt erreicht."
(Der Arm steht jetzt senkrecht.)

"Nun überlassen wir es Ihrem Unbewussten, all das fort zu räumen, was Sie noch daran hindert, rauchfrei zu werden. Es räumt auf, es ordnet, es bearbeitet, es bereinigt...

In dem Maße, in dem Ihr Unbewusstes diese Arbeit erledigt, kann sich Ihr Arm nun wieder langsam senken, ganz gemächlich und ruhig."
(Der Arm bewegt sich wieder nach unten.)

"In dem Augenblick, in dem Ihr Arm wieder die Decke berührt, wird Ihr Unbewusstes all die Arbeit erledigt haben, die nötig war. Ein kurzes Stück noch...
So – nun ist diese wichtige Arbeit geschafft."
(Der Arm legt sich sanft ab.)
"Nachdem so viel Arbeit geleistet wurde, können Sie es sich nun gönnen, einen kleinen Spaziergang zu machen. Ein hübscher, kleiner Weg durch die Dünen zum Meer. Und wenn Sie Ihren eigenen kleinen Traumplatz an der Nordsee erreicht haben, kann sich ein Finger der rechten Hand, der >JA-Finger< etwas heben."
(FZ: rechter Zeigefinger.)

"Wundervoll! Gibt es auch einen >Nein-Finger<?
(FZ: rechter, kleiner Finger.)

"Sehr schön! Danke!
Dann können Sie es sich hier an Ihrem eigenen kleinen Traumplatz so richtig gut gehen lassen. Sie spüren die warme Sonne auf der Haut, den leichten, leisen Seewind in den Haaren, hören das Schreien der Möwen und vielleicht das Flattern von Wimpeln – und Sie riechen diesen angenehmen Meeresduft, nach Salz und Tang und nach feuchter Luft. Sie sehen den Wellen zu, die an Land spülen und sich zurück – ziehen, an Land spülen und sich zurückziehen – immer gleich – und doch immer anders – wie das Leben selbst. Wenn Sie sich so richtig wohlfühlen, kann mir Ihr >Ja-Finger nochmal ein kleines Zeichen geben."
(FZ: rechter Zeigefinger.)

"Sie lassen es sich gutgehen hier bei diesem großen, schönen und starken Meer. Bei diesem Meer, das auf ganz zauberhafte Art irgendwie Ihr Freund ist. Ein großer Freund. Ein starker Freund. Ein Freund, der immer da war, und der immer da sein wird. Sie schauen den Wellen zu, bis Sie spüren: Da passiert etwas. Ja – da passiert etwas! Dieses große, schöne, starke Meer, dieses Meer, das irgendwie Ihr Freund ist – es gibt Ihnen etwas ab. Es gibt Ihnen etwas ab von seiner gewaltigen Heilkraft.

Jede Welle, die an Land spült gibt Ihnen davon ab. Sie brauchen es einfach nur geschehen zu lassen. Und Sie lassen es geschehen – denn es ist gut."
(Deutliche REMs.)

Pause.

„Und im gleichen Zug nimmt jede Welle, die sich zurückzieht, etwas mit. Irgendetwas, was Sie nicht mehr brauchen – Sinnloses, Nutzloses, alles Belastende – alles, was Sie behindert. Das Meer ist so groß – kann einfach alles fortspülen. Sie brauchen es einfach nur geschehen zu lassen. Und Sie lassen es geschehen – denn es ist gut."
(Deutliche REMs.)

Pause.

„Sie lassen sich noch ein bisschen Zeit, um all dieses zu erleben – hier an diesem Traumplatz, an dem Sie es sich so richtig gutgehen lassen, und an den Sie sich hinträumen können sooft Sie mögen – das geht mit jedem Mal leichter."

Posthypnotische Suggestion.

„Sie schauen sich noch einmal um, nehmen die ganze Atmosphäre noch einmal ganz tief in sich auf: Diese schöne, große, starke Meer – dieses Meer, das irgendwie Ihr Freund ist – die warme Sonne auf der Haut – der leichte, leise Seewind in den Haaren und im Gesicht – und dieser Duft nach Salz und Tang und feuchter Luft… es ist schön hier. Es ist schön hier! – Irgendwann spüren Sie: Es wird Zeit – Zeit für den Rückweg in das wache Leben. In das Sie alles mitnehmen, was Sie heute hier erlebt haben. Es wird Sie begleiten, es wird Sie stärken. Und Sie bleiben einfach rauchfrei."

Beginn der Reorientierung.

„Für Ihre Rückkehr in das wache Lebe zähle ich nun langsam von eins bis sechs. Und bei >sechs< werden Sie die Augen aufschlagen, ganz wach, ganz frisch, ganz klar sein, wie nach einem langen, tiefen und erholsamen Schlaf."

Rückführung mit einer Zählmethode. Dabei wird bei jeder Zahl der Satz: *„Sie bleiben einfach rauchfrei!"* wiederholt.

Die Patientin möchte über die Hypnose sprechen, da sie sich als *„sehr aufgewühlt"* empfindet. Es sei überaus intensiv gewesen, und ihr sei sehr viel durch den Kopf gegangen. Sie wird sehr schnell wieder ruhiger und plant, heute den Tag ganz geruhsam zu gestalten. Dann fällt ihr noch ein, dass sie auf jeden Fall ihre Arbeit umorganisieren möchte.

Zweiter Termin
Die Patientin berichtet mit lebhaften Gesten und häufigem Lachen, dass sie noch nicht wieder geraucht habe. Allerdings sei es ihr hier und da doch noch schwer gefallen – es gäbe eben alte Gewohnheiten. Sie habe z.B., wenn die Kollegen zum Rauchen gingen, das Gefühl, sie könne jetzt mitmachen. Aber sie müsse das eben nicht mehr. Sie habe jetzt die Freiheit, es selbst zu entscheiden und lasse die Raucherei natürlich bleiben. Da sei sie ganz entspannt.
Die ersten zwei Tage habe sie starke Schmerzen auf der Brust empfunden und wäre total müde gewesen. Das sei aber plötzlich wieder vorbeigewesen.
Außerdem habe sie immer noch ein *„schwummeriges Gefühl"* – so wie Watte im Kopf. Sie kenne das als Vorstufe ihrer Migräne, die sie seit dem 18. Lebensjahr immer wieder plage. Es könne ihr dann schwarz vor Augen werden, und sie bekäme Angst umzukippen. Sie habe schon alles Mögliche dagegen versucht, aber nichts würde richtig helfen. Sie könne sich dann immer nur hinlegen. In der letzten Woche habe sie jetzt keine Migräne bekommen, aber diese Benommenheit sei schon sehr störend. Sie sei dann genervt und unsicher. Die Migräne komme immer sehr überraschend. Einmal im Jahr oder ein Mal in Monat. Sie könne da keinen Auslöser finden. Das müsse doch mal aufhören – aber es höre nicht auf – das mache sie hilflos.
Dieses schwummerige Gefühl wäre sie schon gern los. Sie grüble schon dauernd darüber. Es brächte eine unangenehme Schwere mit sich – sie vermisse die Leichtigkeit, die sie früher gekannt habe.
Aber jetzt habe sie erst einmal Urlaub – da könne sie alles ganz entspannt sehen.
Mir fällt auf, dass die Patientin oft gerade dann lacht, wenn es um Ernstes geht (Migräne).

Die folgenden Rubriken:
- Furcht - fallen, zu stürzen; zu
- Furcht - verraten zu werden; davor
- Gesten, Gebärden; macht - Hände; unwillkürliche Bewegungen der
- Hilflosigkeit; Gefühl der
- Lachen - Ernstes, über
- Licht - Verlangen nach
- Sachlich, vernünftig
- Seelenruhe, Gelassenheit
- Selbstbetrachtung

führen mich zu **Natrium muriaticum D3**. Die Patientin erhält einen Globulus in 100 ml Wasser aufgelöst und davon einen Teelöffel.

Hypnose

Die Patientin wünscht sich von der Hypnose, dass sie weiterhin entspannt bleiben kann, was das Rauchen angeht. Außerdem wäre es ihr lieb, wenn es nicht wieder so aufwühlend würde wie bei der ersten Hypnose.

Ich bespreche mit ihr, dass ich all die guten Gefühle, die sie an ihrem Traumplatz empfindet, mit einer kleinen Handgeste verbinden möchte – einem Kreis aus Daumen und Zeigefinger. Mit diesem posthypnotischen Auslöser kann sie in Zukunft ihren Traumplatz aktivieren, wenn sie es möchte oder braucht.

Wie beim ersten Mal reichen verbale Suggestionen aus, um sie schnell in den Trancezustand zu führen. Während der mesmerischen Streichungen, die ich zur Vertiefung durchführe, entwickelt die Patientin eine spontane Armlevitation rechts, die ich nutze, um „alte Gewohnheiten" zu beseitigen:

„Ihr Unbewusstes zeigt an, dass es noch etwas zu tun gibt. Und so kann es nun daran gehen, all das aus dem Weg zu räumen, was Sie noch mit dem Rauchen verbinden könnte, alte Gewohnheiten oder Erinnerungen – was es auch sein mag – alles, was Sie noch hindern könnte, rauchfrei zu bleiben. – Ihr Unbewusstes räumt es weg – macht es unschädlich. Und im gleichen Maße, wie Ihr Unbewusstes diese

Arbeit erledigt, kann sich Ihr rechter Arm nun wieder absenken – kann sich langsam wieder der Decke nähern – gut. Sehr gut!
Nachdem nun diese wichtige Arbeit erledigt ist, begeben Sie sich wieder zu Ihrem eigenen Traumplatz am Strand. Sie kennen ihn ja gut.
Wenn Sie ihn erreicht haben, bitte ich um ein Zeichen des >Ja-Fingers<."
(FZ: rechter Zeigefinger.)

„Danke! Sehr schön! Gibt es auch einen >Nein-Finger<?"
(FZ: rechter kleiner Finger.)

„Wunderbar!
Dann richten Sie sich Ihren eigenen kleinen Traumplatz nun genau so ein, wie Sie ihn haben wollen. Sie schicken fort, was Sie noch stört. Sie holen heran, was Ihnen noch fehlt. Und spüren Sie genau hin:
Die Sonne – ist sie gerade richtig warm für Sie? –   Und der Wind – erfrischend und aufmunternd genug? –   Vielleicht gibt es eine oder mehrere Möwen in Ihrer Nähe, die leicht und frei mit dem Wind spielen. Vielleicht spüren Ihre Füße den weichen Sand, in dem Sie hier und da ein paar Muscheln entdecken. Und immer das Rauschen des Meeres in Ihren Ohren und den Duft nach Salz und Tang und feuchter Luft in der Nase. Ja."
(Deutliche REMs.)

„Und wenn Sie sich hier so richtig gutgehen lassen, kann mir Ihr >Ja-Finger< ein kleines Zeichen geben."
(FZ: rechter Zeigefinger.)

„Danke!
Wenn Sie sich nun so richtig wohlfühlen, wenn Sie ganz eingetaucht sind in diese wundervolle Atmosphäre am Strand, dann können sich nun Daumen und Zeigefinger der rechten Hand zu einem kleinen Kreis schließen."
(Daumen und Zeigefinger rechts bilden einen Kreis.)

„Sehr schön!" Und nun können sich alle guten Gefühle, die Sie hier am Strand erleben, mit diesem kleinen Kreis verbinden. All die Wärme, die Sonne, der Wind, das Meeresrauschen, der Duft, die ganze Leichtigkeit und Freiheit, all das Traumhafte

Ihres eigenen kleinen Platzes am Strand verbindet sich nun mit diesem kleinen Kreis aus Daumen und Zeigefinger."

Pause.

„ So, dass dieses Bild wieder auftauchen wird, wann immer Sie diesen kleinen Kreis bilden. Immer wenn Sie diesen kleinen Kreis bilden werden sich alle schönen Gefühle, die Sie hier am Strand empfinden, bei Ihnen einstellen. Ganz automatisch, ganz von allein."
(Deutliche REMs, der Mund ist leicht geöffnet.)
Posthypnotischer Auslöser.

„Das wird sich nun ganz fest in Ihnen abspeichern: Wann immer sich Daumen und Zeigefinger Ihrer rechten Hand zu einem kleinen Kreis schließen, werden alle guten Strandgefühle in Ihnen wach werden – ganz von allein."
Verfestigung des posthypnotischen Auslösers.

*„Eine Zeit lang können Sie das alles noch genießen. Bis Sie spüren: Es wird Zeit für den Rückweg in das wache Leben. Das wache Leben, in das Sie alles mitnehmen, was Sie heute hier erlebt haben.
Ich zähle nun langsam von eins bis sechs, und bei sechs öffnen sich Ihre Augen, und Sie sind wieder voller Schwung und voller Leichtigkeit in der Gegenwart."*

Rückführung mit einer Zählmethode. Bei jeder Zahl wird der Satz: *„Und alles geht leichter"* wiederholt.

Die Patientin kann sich schnell wieder in die Realität begeben und lächelt ausgiebig: *„Das war schön!"* Dann freut sie sich darüber, dass das *„schwummerige Gefühl im Kopf"* verschwunden ist. Sie fühle sich irgendwie gelockert und leicht.

Raus aus der Erstarrung

Die 39-jährige Mutter zweier Töchter fühlt sich *„wie erstarrt"*. Die Belastungen der Kindererziehung und des Halbtagesjobs haben dazu geführt, dass sie nur noch funktioniere. Mit ihrem Mann rede sie nicht darüber. Sie habe keine Lust, großartiges *„Theater"* zu veranstalten – es interessiere ohnehin niemanden.

Streit mit ihrem Mann ginge sie aus dem Wege. Dieser bemerke die Belastungen, unter denen sie stehe, nicht und könne ihre Leistungen nicht wertschätzen. Daher habe sie sich immer mehr zurückgezogen.

Sie könne ihre eigenen Gefühle kaum noch wahrnehmen, geschweige denn zulassen. Sie lebe wie mit einer Mauer um sich herum. Von der Hypnose wünsche sie sich, dass diese Mauer durchlässiger würde, dass sie ihre Gefühle annehmen und erleben könne, und dass es sich endlich *„richtig"* anfühlen möge. Sie grübele endlos darüber.

Außerdem leide sie unter Kopfschmerzen und Magenproblemen, aber empfinde diese als nicht so wichtig. Das Gefühl *„nicht wirklich am Leben teilzunehmen"*, sei das Schlimmste.

Die Rubriken
- Abneigung - Umstände machen; wenn Andere
- Loyal
- Sachlich, vernünftig
- Selbstkontrolle - erhöht
- Streiten - Abneigung gegen
- Verschlossen, zu
- Wahnideen - anerkannt, geschätzt; sie würde nicht
- Zurückhaltend, reserviert

führen zu **Natrium muriaticum**. Sie erhält von der D3 einen Globulus in 100 ml Wasser aufgelöst und davon einen Teelöffel – vor der Hypnose.

Hypnose
Die Patientin kommt mit der Fixationsmethode schnell in eine Trance, die mit mesmerischen Strichen zu den Suggestionen von Wärme, Schwere und tiefer Entspannung vertieft wird.
Weiter geht es mit:

„Und Sie wissen vielleicht, dass es in den Alpen an verschiedenen Stätten Salzvorkommen gibt. Tief im Berg lagern dort große Bestände dieses ‚weißen Goldes' – wertvoll, aber schwer zugänglich. Und schon zu Urzeiten fangen Menschen an, dieses Salz abzubauen – es ist lebensnotwendig, es ist unentbehrlich. Zunächst beginnen sie ganz primitiv mit einfachen Hacken und Körben."
Einführung einer Metapher.

Später nutzen findige Menschen die Kraft des Wassers. Die tief im Berg lagernden Salzvorkommen werden geflutet, langsam löst das Wasser das Salz heraus. Wenn das Wasser damit gesättigt ist, wird die Sole wird ins Tal geleitet.

Und das verändert alles. Das sehr harte Leben in den Bergen wandelt sich.

Es entstehen Siedlungen um diese Bergwerke herum, später Städte und Gemeinden. Das Salz begründet den Reichtum einer ganzen Region. Ein lebhafter Handel und Wandel. Kunst und Musik halten Einzug in den Alltag. Die Menschen haben auf einmal ganz andere Möglichkeiten.

Ihr Leben wird leichter, freier und bunter und heller.
Ja – <u>Ihr</u> Leben wird leichter, freier und bunter und heller...

Nutzen der sprachliche Doppelbedeutung.

Und Sie können nun noch eine Zeit lang bei diesem bunten Treiben verweilen und all diese angenehmen Gefühle festigen."

Pause – Zeit zum Abspeichern.

„Bis Sie schließlich spüren, es wird Zeit – Zeit für den Rückweg. Den Rückweg in das wache Leben.

Und ich zähle nun langsam von eins bis sechs. Und bei sechs werden Sie die Augen aufschlagen, ganz wach, ganz frisch, ganz klar sein – wie nach einem langen, tiefen und erholsamen Schlaf – und ganz heiter und vergnügt..."
Bei jeder Zahl wird der Satz: *"Und es ist gut"* wiederholt.

Die Patientin lag die ganze Zeit über bewegungslos. Sie kann sich schnell rückorientieren und bemerkt etwas enttäuscht: *"Ich habe die Geschichte überhaupt nicht mitbekommen!"*

Anruf einen Tag später
Die Patientin teilt mir in freudigem Tonfall mit, dass es gut funktioniert habe. Direkt danach habe sie großen Durst auf warme Getränke verspürt. Abends, im Telefonat mit einer Freundin, habe sie so weinen müssen, dass sie das Gespräch abgebrochen habe. Auch danach habe sie noch viel geweint und sei dann schlafen gegangen.
Seit heute Morgen sei alles ruhig, gut und hell.

Abnehmen? – Dazu fehlt mir die Disziplin!

Die 64-jährige Geschäftsfrau macht einen sehr munteren und aufgeschlossenen Eindruck. Sie habe schon von so vielen gehört, die bei mir mit Hypnose ihr Wunschgewicht erreicht hätten, da wolle sie es auch mal versuchen.
Ansonsten fühle sie sich gesund und fit. Das sei auch nötig, denn in ihrem Betrieb, den sie als Geschäftsführerin leite, gebe es immer eine Menge Arbeit für sie. Sie arbeite aber ausgesprochen gern und wäre auch recht sportlich. Außerdem ginge sie zweimal jährlich zu einem Geistheiler, und von ihrer Freundin bekäme sie regelmäßig Reiki. Dadurch wäre sie immer topfit. Nur mit dem Abnehmen würde es nicht so klappen – ihr fehle dazu wohl die Disziplin. Sie nasche doch recht gern. Ihre Ernährungsberaterin habe ihr erklärt, dass ihr Stoffwechsel zu langsam sei.

Daher fände sie den Gedanken gut, auch homöopathisch darauf einzuwirken. Als Kind habe sie ohnehin nur homöopathische Medizin bekommen, und auch die nur selten gebraucht.

Was das Gewicht angehe – da habe sie jetzt ihr Limit überschritten. Das ginge so nicht weiter und da müsse jetzt etwas passieren.

Die Rubriken
- Abergläubisch
- Furcht - Extravaganz, vor
- Gemüt - Sprechen - Geschäft, vom
- Gesund - sagt, er sei gesund - krank ist; wenn er sehr
- Gemüt - Tadelt sich selbst, macht sich Vorwürfe
- Wahnideen - Arbeit - hart; arbeitet

führen zu **Opium D6**. Sie erhält davon einen Globulus in 100 ml Wasser aufgelöst und davon einen Teelöffel vor der Hypnose.

Hypnose
Die Induktion erfolgt im Liegen durch Fixation und dauert etwas länger. Auch nach dem Lidschluss gibt es noch ein paar Bewegungen der Hände. Zur Vertiefung werden mesmerische Striche angewandt und dabei Wärme, Schwere und tiefe Entspannung suggeriert.
Auch die Hinführung über eine sechsstufige Treppe zu ihrem Traumplatz, den sie mir als eine gemütliche Ecke in ihrem Garten beschrieben hatte, vertieft die Trance noch weiter:

„Wenn Sie mögen, können Sie sich jetzt auf einen Spaziergang begeben. Ein hübscher, kleiner Weg mit weichem Boden und Blumen am Wegesrand. Sie gehen ganz gemütlich, Schritt für Schritt – kommen jetzt bei einer kleinen Treppe an – eine Treppe mit sechs Stufen.

Und ich zähle die Stufen dieser Treppe langsam vor – und mit jeder Stufe lassen Sie sich ich noch ein bisschen tiefer sinken – schwebend treiben – ganz von allein:

sechs – *tiefer und tiefer*
fünf – *immer weiter und weiter*
vier – *immer ruhiger*
drei – *immer entspannter*
zwei – *tiefer und tiefer*
eins – *und das Tor Ihres Unbewussten öffnet sich weit.*

Wie auf dem Grund ihres Tiefenselbst sind Sie nun an Ihrem Traumplatz im Garten angekommen. Ein Plätzchen, wie geschaffen für Sie. Hier machen Sie es sich nun so richtig bequem – Sie finden alles was Sie dafür brauchen. Sie holen heran, was Ihnen noch fehlt und schicken fort, was Sie noch stört. Sie machen es sich so richtig bequem, bis Sie sich ganz sicher und geborgen fühlen, wohlig warm, tief entspannt und von so einer ganz angenehmen, leichten Schwere erfüllt.
Wenn Sie sich nun an Ihrem Traumplatz befinden, können Sie einmal kurz nicken."
(Kurzes Nicken.)

„*Dann können Sie die Zeit hier erst einmal ganz tief genießen. Und während ein Teil von Ihnen hierbleibt in all der gemütlichen Ruhe, geht ein anderer Teil von Ihnen in die kommende Zeit, die gut werden wird."*

Dissoziation.

„*Denn von nun an suchen Sie Ihre Lebensmittel sehr bewusst aus. Sie nehmen nur das Allerbeste zu sich. Ungesundes übersehen Sie völig. Es verschwindet aus Ihrem Bewusstsein – interessiert Sie nicht mehr. Sie essen nur noch Gesundes alles andere wird Ihnen völlig gleichgültig – ganz egal."*

Direkte Suggestionen.

„*Und so gehen Sie mit einem ganz neuen Schwung durch diesen Tag, der so vieles mit sich bringt.*
Irgendwann ist wieder mal ein Einkauf an der Reihe. Irgendein Supermarkt, den Sie gut kennen. Heute gibt es da etwas Besonderes. Ein netter, junger Verkäufer baut einen Sonderstand auf – gerade mit Ihrem Lieblingsnaschkram. Na sowas. – Sie horchen kurz in sich hinein und finden weder Hunger, noch Appetit. Aber irgendwie

interessiert Sie das doch. Ist ja auch Ihr Lieblingsnaschkram, und der Verkäufer ist ein richtig netter Typ. Und so gehen Sie näher ran, schauen zu, was er da aufbaut. Der Verkäufer spürt Ihr Interesse und streckt Ihnen mit einem netten Lächeln ein Päckchen entgegen.
Und Sie denken: ‚Ach was!' – und greifen zu...
Im selben Moment kotzt er Sie voll! Sie sind von oben bis unten besudelt! Dieser gelb-grüne Schmier und dieser Ekelgeruch! Es ist so widerlich, und Sie wollen nur noch raus. Raus, raus, raus, raus, raus!
Sie lassen alles stehen und liegen und rennen nach draußen. Dort gibt es eine Möglichkeit sich zu waschen, und Sie schrubben, was das Zeug hält.
Aber dieser Geruch! Er hängt in der Luft und ist von nun ab untrennbar mit allen Süßigkeiten verbunden."
(Stirnrunzeln.)
Aversiver posthypnotischer Auslöser

„Aber dann wissen Sie gleich, was Sie tun müssen, um sich besser zu fühlen: Los! Einfach los! Und das machen Sie auch. In einem ganz flotten Tempo. Ob Sie nun joggen oder radeln oder gehen ist ganz egal – Sie laufen diesem ekelhaften Geruch davon. Mit jedem Schritt oder Tritt geht es Ihnen besser. Besser und besser. Die Luft wird immer klarer – Sie atmen tief durch."
(Tiefe Atemzüge.)

„Weiter und weiter geht es, bis Sie ihren eigenen kleinen Traumplatz wieder erreicht haben. Diesen wundervollen Platz zum Träumen und Auftanken und Sich-Wohlfühlen. Diesen Platz, an den Sie sich hinträumen können, wann Sie wollen – geht ganz leicht..."

Posthypnotischer Auftrag

„Hier verweilen Sie noch eine Zeit lang – spüren dem Erlebten nach. Bis Sie fühlen, es wird Zeit für den Rückweg in das wache Leben."

Rückführung.

Mail zwei Wochen später
Darin teilt mir die Patientin mit, dass sie ein kg ohne zu hungern abgenommen habe und dass es ihr gut gehe. Süßigkeiten esse sie fast gar nicht mehr. Das habe sie besonders gefreut, weil sie sonst am Osterfest immer mindestens zwanzig Ostereier gegessen habe, die sie auch schon immer im Voraus gelagert habe. Jetzt müsse sie nur noch „ein wenig Geduld aufbringen..."

Ich möchte endlich Klarheit – eine Suchhypnose

Die 58-jährige Büroangestellte ist wegen Depressionen in psychiatrischer Behandlung. Nach längerem Kuraufenthalt befindet sie sich nun in der Wiedereingliederungsphase in die Arbeitswelt. Sie wünscht sich Homöopathie und Hypnose als begleitende Unterstützung.

Ihr Hauptproblem: *„Ich möchte endlich Klarheit."* Ständig habe sie so einen Druck auf der Brust und Verspannungen am ganzen Körper. Sie überlege oft, wo das wohl herkomme, und warum das nicht wieder verschwände? Da sei irgendetwas, was sie nicht loslasse. Vielleicht könne man herausfinden, was das sei.

Ein weiteres Problem sei ihr Umgang mit Geld. Ständig müsse sie sich etwas kaufen. Dabei wolle sie das doch gar nicht. Das sei wie eine Sucht. *„Ich bin da wie ein Kind, das immer alles haben will."*
Ob das mit der Arbeit zusammenhänge? – Da übernähme sie und ganz automatisch die Wünsche von anderen. Ihre eigenen Bedürfnisse träten dann immer zurück. Ständig fühle sie sich viel zu sehr in die Gedanken und Gefühle von anderen ein.

Aber das Wichtigste sei Klarheit. *„Klarheit im Denken und im Umsetzen."* Von der Hypnose erhoffe sie sich endlich diese Aufhellung und natürlich Hilfe bei ihrem Geldproblem.

Ich ermittle folgende Rubriken:

- Licht - Verlangen nach
- Wahnideen - gepackt, wie
- Widersprüchlich - Handlungen stehen im Widerspruch zu den Absichten
- Gier, Habsucht
- Mitgefühl, Mitleid
- Glatt (S)

Sie führen zu **Phosphorus**, das die Patientin vor der Hypnose in der D4 erhält. Globulus in 100 ml Wasser aufgelöst und davon einen Teelöffel.

Hypnose

Die Patientin hatte schon mehrere Hypnosen bei mir erlebt, in denen sie stets geduzt werden wollte.

Die Induktion erfolgt durch Fixation; Vertiefung durch mesmerische Striche, begleitet von Suggestionen von Wärme, Schwere und tiefer Entspannung.

Anschließend wird über eine Treppe mit sechs Stufen ein Ort aufgesucht, an dem sich die Patientin ganz sicher und geborgen fühlen kann.

Die Patientin erreicht sehr schnell einen tieferen Trancezustand, in dem die Fingerzeige festgelegt werden können. Es zeigen sich:

Ja: rechter Zeigefinger
nein: rechter Daumen
will nicht antworten: rechter kleiner Finger.

T: *„Wenn Du Dich nun so richtig sicher und geborgen fühlst, dann ist unsere erste Frage an Dein Unbewusstes: Ist es erlaubt, heute nach dem Grund Deines Problems zu suchen?"*
(FZ: rechter Zeigefinger.)

T: *„Ja – es ist erlaubt, wie schön!
Haben Deine Verspannungen und der ständige Druck auf der Brust mit Problemen zu tun, die Du als Erwachsene durchlebt hast?"*
(FZ: rechter Daumen.)

T: *„Nein, damit haben sie nichts zu tun. – Haben sie mit Problemen Deines Jungendalters zu tun?"*
(FZ: rechter Daumen.)

T: *„Nein, damit haben sie auch nichts zu tun. Und mit Deiner Kindheit?*
(FZ: rechter Zeigefinger.)

T: *„Ja – deine Symptome haben mit Deiner Kindheit zu tun. Warst Du jünger als acht Jahre, als Du etwas erlebt hast, das heute noch bei Dir Symptome auslöst?"*
(FZ: rechter Zeigefinger.)

T: *„Ja – Du warst jünger als acht Jahre, als Du das erlebt hast. Warst Du sieben Jahre alt?"*
(FZ: rechter Daumen.)

T: *„Warst Du sechs (fünf, vier, drei) Jahre alt?"*
(jedes Mal FZ: rechter Daumen.)

T(jedes Mal): *„Nein, Du warst noch jünger.*
Warst Du zwei Jahre alt, als Du etwas erlebt hast, was bei Dir heute noch Verspannungen und Druck auf der Brust auslöst?"
(FZ: rechter Zeigefinger.)

T: *„Ja, Du warst zwei Jahre alt. Und wenn Du möchtest, kannst Du jetzt darüber sprechen. Wie es war, als Du zwei Jahre alt warst, und als Du etwas erlebt hast, was Dir heute noch Schwierigkeiten bereitet."*

P(stockend und leise): *„Ich bin ganz allein. Wo ist meine Mama? Ich habe solche Angst. Ich bin allein. Ich bin ganz allein. Ich weiß nicht, wo meine Mama ist. Ich weiß nicht, ob sie wiederkommt. Ich habe solche Angst. Ich weine. Ich habe solche Angst."*
(Tränen in den Augen.)

Hypermnesie.

T: „Du hattest solche Angst, als Du zwei Jahre alt warst, und Du warst ganz allein. Und diese Gefühle machen Dir heute noch Schwierigkeiten. Ja.
Wenn wir jetzt und hier alles lösen sollen, kannst Du einmal kurz nicken."
(Kurzes Nicken.)

T: „Du bist zwei Jahre al- ganz allein - und Du hast Angst – und Du weinst. Lasse nun all diese Gefühle noch ein ganz kleines bisschen stärker werden. Geht das?"
(Kurzes Nicken.)

T: „Und dieses kleine Mädchen, das so schreckliche Angst hat und sich so allein gelassen fühlt, es schaut immer wieder zur Tür. Immer wieder. Und tatsächlich: irgendwann öffnet sich die Tür einen Spalt – und der Spalt wird größer – dann kommt die Mama herein – und das kleine Mädchen läuft ihr in die Arme – die Augen sind noch voller Tränen – und ihre Mama hält sie ganz fest – ganz fest – und sie fühlt sich warm und gut an – und die Tränen verschwinden. Mama sagt: „Es ist immer jemand für dich da!" Du spürst das stimmt. Es ist immer jemand für mich da. Ganz sicher – warm und gut. Deine Tränen verschwinden, und du lachst! Es ist immer jemand für mich da – so gut – und du kannst wieder lachen und dich freuen und dich ganz stark fühlen. Es ist immer jemand für mich da. Ein starkes Gefühl.
Wenn du dies alles spüren kannst, dann kann mir der >Ja-Finger< ein Zeichen geben.
(FZ: rechter Zeigefinger.)

T: „Wundervoll. Dann kannst du jetzt zusehen, wie das kleine Mädchen heranwächst. Vielleicht kommt es in den Kindergarten, oder es spielt mit anderen Kindern. Und hat dabei immer das Gefühl: Es ist immer jemand für mich da.
Auch später, wenn dieses Mädchen zur Schule geht, ist dieses Gefühl dabei:
Es ist immer jemand für mich da. Dieses Mädchen wird noch älter, lernt einen Beruf und weiß es einfach: Es ist immer jemand für mich da. Und es passiert noch so mancherlei, und bis sie erwachsen geworden ist. Das Gefühl: Es ist immer jemand für mich da – begleitet sie. Es begleitet sie bis zum heutigen Tag und darüber hinaus – das Gefühl: Es ist immer jemand für mich da. Dieses Gefühl nimmst Du mit. Ein ganz starkes und ganz sicheres Gefühl: Es ist immer jemand für mich da. Es wird bleiben. Auch die Klarheit, die Du heute gewonnen hast, wird bleiben."
(Lächeln.)

Posthypnotischer Auftrag.

T: *„Verweile noch ein paar Augenblicke in diesen schönen Gefühlen: Gefühle der Sicherheit, der Geborgenheit und der Klarheit. Lass sich all das Erlebte in Dir verdichten und festigen."*

Pause.

T: *„Bis Du irgendwann spürst, es wird Zeit – Zeit für den Rückweg, den Rückweg in das wache Leben."*

Rückführung mit einer Zählmethode.

Die Patientin braucht ein paar Minuten, um wieder ganz wach zu werden. Dann meint sie erstaunt: *„Ich fühle mich ja ganz leicht! Diese Verspannungen und der Druck – alles weg!"* Dann überlegt sie einen Moment und sagt: *„Das kleine Kind – das muss damals gewesen sein, als meine Mutter zur Kur ging. Da war ich zwei Jahre alt. Davon wusste ich ja gar nichts mehr!"*

SCHLUSSBEMERKUNG

Ernsthafte Beschäftigung mit Homöopathie führt zu lebenslangem Lernen.
Ernsthafte Beschäftigung mit Hypnose ebenso.
Das ist ja das Schöne.

Die beiden Therapiearten verhalten sich für mich wie zwei Langlaufski zueinander. Mal ist der eine vorn – mal der andere. Zusammen kommt man weiter, als man es sich hat träumen lassen, selbst dann, wenn man gern und viel träumt.

Denn:

> Denken ist die Arbeit des Intellekts – Träumen sein Vergnügen
> Victor Hugo

Ich wünsche Ihnen viel Vergnügen bei der Arbeit!

Petra Vetter

LITERATUR

Andersen, Hans Christian: Gesammelte Märchen in zwei Bänden, Manesse Bibliothek, 1989

Arnold, Johanna: Mit deinen Händen heilen, Synergia, Roßdorf, 2014

Arnold, Johanna: www.gesundheitlicheaufklaerung.de/mesmerismus-und-hypnose/ 22.7.2016

Basses Blatt: Basses Blatt Verlags GmbH, Bad Segeberg, 30.9.15

Becker, Jürgen: www.Integrale-astromedizin.at/28.8.2015

Becker, Jürgen, Ehrler, Witold: Vorläufige Einführung in die C4-Homöopathie, Institut für Homöopathische Heilmittelforschung, Freiburg, 1996, 2. Aufl.

Becker, Jürgen, Ehrler, Witold: Die resonante C4-Verreibung als Grundlage der C4-Homöopathie, Institut für Homöopathische Heilmittelforschung, Freiburg, 1997

Bischof, M.: Der Mensch kann, was er will – doch muss er glauben und vertrauen www.arscurandi.de/wp-content/uploads/2015/01/LUTZE1.pdf, 15.3.2017

Bongartz, Bärbel, Bongartz, Walter: Hypnosetherapie, Hogrefe, Göttingen, 2000 (2. Aufl.)

Clauß, Günther (Hrsg.): Wörterbuch der Psychologie, VEB Bibliographisches Institut, Leipzig, 1976

Coué, Emil: Die Selbstbemeisterung durch bewusste Autosuggestion, Schwabe Verlag, Basel, 2005

Dabney, M. Ewin: 101 Dinge, die ich gern gewusst hätte, als ich anfing, mit Hypnose zu arbeiten, Carl-Auer, Heidelberg, 2011

Doucet, Friedrich W.: Psychoanalytische Begriffe, Heyne, München, 1972

Dahmer, Hella, Dahmer, Jürgen: Gesprächsführung, Thieme, Stuttgart, 1982

Edgette, John, Tim Rowan: Mental gewinnen, Carl Auer, Heidelberg, 2007

Egeling, Petra und Hans-Werner: Hypnose-Werkzeugkasten 3, BoD - Books on Demand, Norderstedt, 2015

Erickson, Milton H., Rossi, Ernest L., Sheila L. Rossi: Hypnose, Klett-Cotta, Stuttgart, 2013, (8. Aufl.)

Erickson, Milton H., Rossi, Ernest L.: Hypnotherapie, Klett-Cotta, Stuttgart, 2010, (10. Aufl.)

Erickson, Milton H., Rossi, Ernest L.: Hypnose erleben, Klett-Cotta, Stuttgart, 2011, (2. Aufl.)

Faktum Lexikoninstitut (Hrsg.): Lexikon der Psychologie (Sonderausgabe), Bertelsmann, Gütersloh/München, 1995

Fritsche, Herbert: SAMUEL HAHNEMANN, Edition Winterwork, Borsdorf, 2014

Genneper, Thomas: Als Patient bei SAMUEL HAHNEMANN, Die Behandlung Friedrich Wiecks in den Jahren 1815/1816, Med. Diss. Aachen, 1990

Genneper, Thomas, Wegener, Andreas: Lehrbuch der Homöopathie, Haug, Heidelberg, 2011, 3. Aufl.

Gordon David: Therapeutische Metaphern, Junfermann Verlag, Paderborn, 2005

Grimm, Jakob, Grimm Wilhelm: Grimms Märchen, Loewes Verlag Ferdinand Carl, Stuttgart, 1947

Hahnemann, Samuel: Organon der Heilkunst, Haug, Heidelberg, 1996, (6. Aufl.)

Hahnemann, Samuel: Chron. Krankheiten, Hahnemann Institut, Greifenberg, 2000

Harner, Michael: Der Weg des Schamanen, Wilhelm Heyne Verlag, München, 2013

Hickmann, Reinhard: Das psorische Leiden der Antonie Volkmann, Haug, Heidelberg, 1996

Hüther, Gerald: Die Einzelkämpferphase ist vorbei, Psychologie Heute, Beltz, Weinheim, Heft 6, Juni 2015, S. 23-26

Ingermann, Sandra: Auf der Suche nach der verlorenen Seele, Econ Taschenbuch Verlag, München, 2000

Jonas, A.D., Daniels, A.: Was Alltagsgespräche verraten, Huttenscher Verlag 507, Würzburg, 2011, (4.Aufl.)

Johnen, Wilhelm: Muskelentspannung nach Jacobson, Gräfe und Unzer Verlag, München, 2004, (8. Aufl.)

Kaiser Rekkas, Agnes: Klinische Hypnose und Hypnotherapie, Carl Auer, Heidelberg, 1998

Kaiser Rekkas, Agnes: Wie man ein Krokodil fängt, ohne es zu verletzen, Carl Auer, Heidelberg, 2009

Kaiser Rekkas, Agnes: Der Bär fängt wieder Lachse, Carl Auer, Heidelberg, 2013

Kaiser Rekkas, Agnes: Die Fee, das Tier und der Freund, Carl Auer, Heidelberg ,2014

Kaiser Rekkas, Agnes: Vollmond am Strand, Carl Auer, Heidelberg, 2015

Kaplan, Brian: Die Kunst der Fallaufnahme – das homöopathische Gespräch, Haug, Stuttgart, 2004

Keil, Peter: Ärztliche Hypnoseverfahren und Induktionstechniken, Verlagshaus der Ärzte, Wien, 2012

Kent, James Tyler: Homöopathische Schätze, Nayarana Verlag, Kandern, 2012

Kent, James Tyler: Zur Theorie der Homöopathie, Haug, Heidelberg, 1996 (4.Aufl.)

Kolbek, Anna: Homöopathie und Mesmerismus – die ideale Kombination, www.anna-kolbeck.de, 8.9.2015

Kossak, Hans-Christian: Lehrbuch der Hypnose, Beltz, Psychologie Verlags Union, Weinheim, 1997 (3.Aufl.)

Kretschmann, Rolf: Die Kraft der inneren Bilder, Beltz, Weinheim und Basel, 2000

Krüger, Andreas: Homöopathische Seelenreisen, Verlag Homöopathie und Symbol, Berlin, 1997

Lang, Gerhardus, Seckendorff, Ekkehard von: Homöopathie, Einführung in Theorie und Praxis der Sehgal-Methode, Eva Lang, Worpswede, 2007

Kent, James Tyler: Zur Theorie der Homöopathie, Haug, Heidelberg, 1996

Leszczynski, Christian, Schumann, Wilfried: Lexikon der Psychologie, Bertelsmann, 1995

Leuner, Hanscarl: Kathathym- imaginative Psychotherapie, Thieme, Stuttgart, 2005, (6.Aufl.)

Lutze, Arthur: Lehrbuch der Homöopathie, Verlag der Lutzeschen Schriften, Köthen, 1910, (14. Aufl.)

Lutze, Arthur, Hahnemann´s Totenfeier, 23. Stereotyp-Auflage, Verlag der Lutzeschen Schriften, Köthen, 1858

Meinhold, Werner J.: Das große Handbuch der Hypnose, Ariston, Kreuzlingen, 1997

Mika, Klaus: Hypno 2000, Mika Verlag, Hildesheim, 2000

Murphy´s Repertory 3 deutsch Radar 10 Computerprogramm

Ninnemann, Ingrid, Rosmanneck, Heinz: Das kleine 1x1 der Psychologie, Psychotherapie und Hypnose, Videel, Niebüll, 2001

Nord Express, C.H. Wäser Verlag, Bad Segeberg, 15.10.2015

Pschyrembel: Klinisches Wörterbuch, 257. Aufl., De Gruyter, Berlin, 1994

Radecki, Sigismund von: Das ABC des Lachens, Kap. Sehen S.210, Rowohlt Verlag, Hamburg, 1953

Revenstorf, Dirk: Klinische Hypnose, Springer, Berlin, Heidelberg, 1993

Rutherford, Leo: Schamanismus, Orbis Verlag, München, 1999

Sankaran, Ragan: Die Substanz der Homöopathie, Homoeopathic Medical Publishers, Mumbai, 1996

Sankaran, Ragan: Das geistige Prinzip der Homöopathie, Homoeopathic Medical Publishers, Mumbai, 1998, (2. Aufl.)

Sankaran, Ragan: Die Seele der Heilmittel, Homoeopathic Medical Publishers, Mumbai, 2006

Sankaran, Ragan: Homöopathie für eine neue Welt, Narayana, Kandern 2012

Sankaran, Ragan: Synergie homöopathischer Ansätze, Narayana, Kandern 2013

Sankaran, Ragan: Intensivkurs Homöopathie, Narayana, Kandern 2013

Sauter, Sven: Tiere in Homöopathie und Schamanismus, Edtition Lohmühle, Pro business, 2009

Schlingensiepen Irene, Brysch, Alexander: Homöopathie für Skeptiker, O.W.Barth Verlag, München 2014

Schmidt, Josef M., Kaiser, Daniel: SAMUEL HAHNEMANN Gesammelte kleine Schriften, Haug, Heidelberg 2001

Schmidt, Walter: Verräterische Töne, Segeberger Zeitung, Verlag C.H. Wäser, 15.10.2015

Schott, Heinz: Franz Anton Mesmer und die Geschichte des Mesmerismus, Franz Steiner Verlag, Stuttgart, 1985

Schrot & Korn, Zeitschrift, bio verlag, Aschaffenburg, 10/2015

Schroyens, Frederik : Synthesis 9.1, Radar 10 Computerprogramm

Schroyens, Frederik: Synthesis, Repertorium homoeomathicum syntheticum, deutsche Ausgabe, Hahnemann Institut, Greifenberg, 1993

Schwegler, Christian: Grundkurs Hypnosetherapie, Vertrieb: Mad Man´s Magic UG, Kaltenkirchen, 2015

Schwegler, Christian: Der Hypnotherapeutische Werkzeugkasten, Vertrieb: Mad Man´s Magic UG, Kaltenkirchen, 2. Aufl., 2014

Spiro, Howard: Placebo, Verlag Hans Huber, Bern, 2005

Svoboda, Tomas: Das Hypnose-Buch, Kösel Verlag, München, 1990

Tepperwein, Kurt: Die hohe Schule der Hypnose, mvg Verlag, Frankfurt am Main, 2005, (4.Aufl)

Thetter, Rudolf: Magnetismus das Urheilmittel, Verlag Gerlach und Wiedling, Wien I, 1951

Vetter, Petra: Präzision und Phantasie, Books on Demand, Norderstedt, 2014

Van Zandvoort, R.: Complete Repertory, 2002, Radar 10 Computerprogramm

ANHANG

Rubriken, die Ressourcen wiedergeben

- Abenteuerlustig
- Aktivität - Verlangen nach - kreativer Aktivität, kreativer Schaffensdrang
- Angeln, Fischen - begabt fürs
- Begabt, talentiert - Kinder
- Begabt, talentiert - sehr
- Beharrlichkeit
- Beharrlichkeit - Pflichten; bei der Erfüllung beschwerlicher
- Behendigkeit, Beweglichkeit; geistige
- Beobachter - sein; ein Beobachter zu
- Bewußtheit; erhöhte
- Bezaubert andere
- Diplomatisch
- Ehrgeiz
- Ehrlich
- Einsichtig, voller Einsicht
- Entschiedenheit
- Erfinderisch, innovativ
- Erotisch
- Fleißig
- Fleißig - erledigt Dinge prompt, schnell
- Freiheit - tun, was er tun muß; bemerkenswerte Freiheit zu
- Froh
- Gedichte, Verse, Reime - macht
- Gefühle, Emotionen, Gemütsbewegungen - spontan und natürlich
- Geisteskraft - erhöht
- Geschmackvoll
- Geselligkeit, ist kontaktfreudig
- Glückseliges Gefühl
- Hoffnung, voller
- Idealist
- Ideen, Einfälle - Reichtum an, Klarheit des Geistes

- Intellektuell
- Intelligent
- Intuitiv, Intuition
- Klarer Verstand
- Konzentration - gut, aktiv
- Kunst - Talent zur
- Kühn
- Lachen - herzlich, von ganzem Herzen
- Lebhaft, munter
- Leidenschaftlich
- Lernen - Verlangen zu lernen
- Liebevoll, voller Zuneigung, herzlich
- Loyal
- Lustig, fröhlich
- Magnetisiert - leicht zu magnetisieren
- Mitgefühl, Mitleid
- Musik - Talent für
- Neugierig
- Nüchternheit, Besonnenheit
- Offenherzig
- Optimistisch
- Ordentlich
- Orientierungssinn - erhöht
- Pflanzen - liebt
- Philosophie - Fähigkeit zu
- Pläne - macht, schmiedet viele Pläne
- Probiert alles
- Redegewandt
- Reinheit - Herzens; Gefühl von Reinheit des
- Respekt, Ehrfurcht vor seiner Umgebung
- Sachlich, vernünftig
- Schnell im Handeln
- Schreiben - Talent zum flüssigen Schreiben
- Schöne Dinge - Wahrnehmen von; deutlicheres
- Seelenruhe, Gelassenheit
- Selbstlosigkeit
- Singen
- Sinnlich

- Sinnlichkeit
- Spaßen
- Spiritualität
- Spontan, impulsiv
- Sprache - fesselnd, interessant
- Sprache - flüssig, gewandt
- Sprache - fröhlich
- Studieren, Lernen - einfach, fällt leicht
- Tanzen - Talent zum
- Tiere - liebt Tiere, Tierliebe
- Tüchtig, effizient, gut organisiert
- Umgänglich, freundlich
- Unbekümmert
- Verspielt
- Verstand geschärft, vermehrt
- Vertrauensvoll
- Vorahnungen
- Vorausplanend - alles im Voraus; plant
- Vorsichtig
- Wachsam
- Wasser - liebt
- Wille - große Willenskraft, Anstrengung des Willens
- Witzig, geistreich
- Wohlwollen, Güte
- Gemüt – Würdevoll
- Zeichnen - Talent, Begabung zum
- Zielstrebig
- Zufrieden
- Zuversichtlich

Farbkontrasttafeln

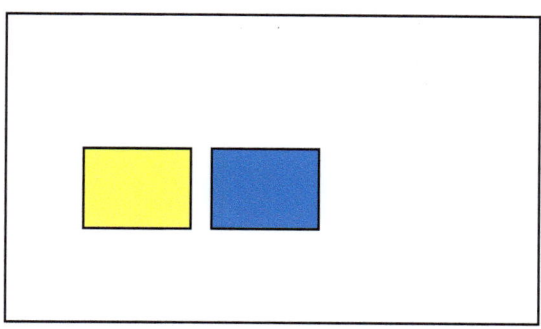

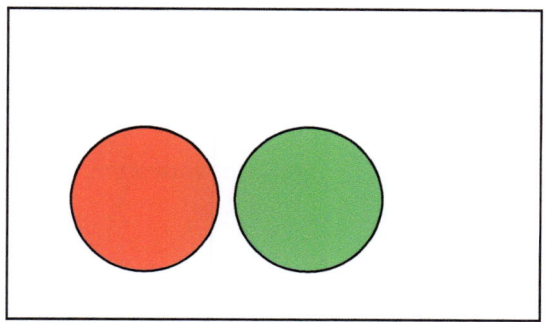

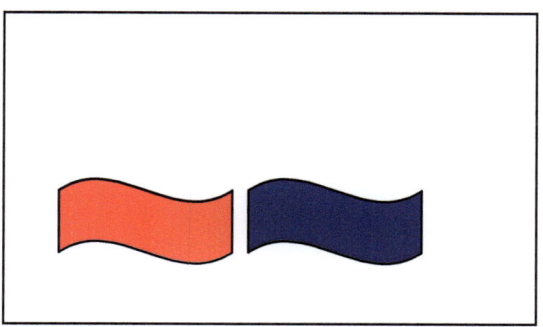

Vordruck

Um einen schnellen Überblick zu bekommen, wann und wie ich zusätzlich zur homöopathischen Behandlung Hypnose angewendet habe, habe ich mir farbige Vordrucke angefertigt, die ich in die Patientenakte hefte.

…..Hypnose   **Datum:**

Du/Sie

Hauptthema:

Ressourcen:

Musik: **Arzneimittel:**

Wunschliste:

Fingerzeige   Ja: Nein: Will nicht antworten:

Hand/Armlevitation:

Metaphern:

Schlusssatz:

Reaktionen: